『化粧品科学へのいざない』シリーズ　第3巻

肌／皮膚、毛髪と化粧品科学

坂本一民、山下裕司［編］

薬事日報社

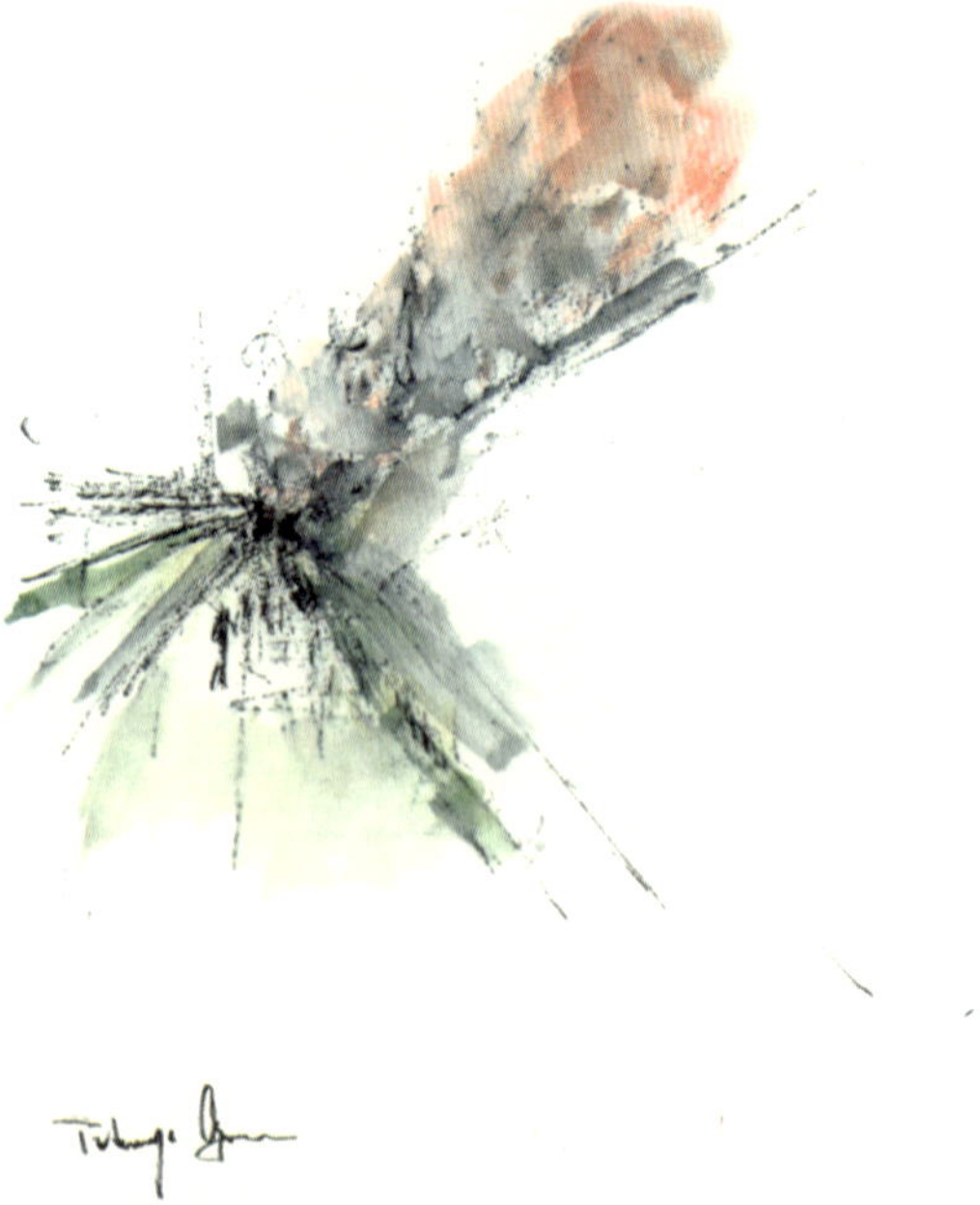

painted by Tatsuya Ozawa

第3巻のまえがき

坂本一民

本書は「化粧品科学へのいざない」シリーズの第3巻〝肌／皮膚、毛髪と化粧品科学〟として皮膚科学の最先端の話題に関する7つの章と、二つのコラムによるトピックスの解説から構成されている。ここで、「肌／皮膚」としたのは以下の理由による。すなわち、化粧品は医薬品医療機器等法（旧薬事法）で定められているように「人の身体を清潔にし、美化し、魅力を増し、容貌を変え、または健やかに保つ」ものであり、その対象である皮膚に対し感性的意味も含め「肌」を常用するが、医学的あるいは解剖学的対象としては「皮膚」を用いるので、同一対象であってもそれへのアプローチや状態評価に微妙な違いがあるとの認識に基づく。その一方、各章で具体的に解説されているように近年の皮膚科学の進歩には目を見張るものがあり、その成果を如何に日常的な場面で生活の質（ＱＯＬ）を高める手段としての化粧品に生かすかが今後の鍵である。特に、高齢化の進む我が国において健康寿命の増進という観点での化粧品の果たす役割は、行政上の医薬品と化粧品の区別を越えそれらの境界領域においてますます重要なものとなるであろうし、そのためには皮膚科学のさらなる進展と実践が必須である。一方で、化粧品科学の先端研究から発信される将来的可能性を、夢を与えるものとしての化粧品への願望に短絡させて科学的裏付けのないままマーケティングツールとして消費者を煽ることはあってはならない。本書はそのような観点から、皮膚科学の現状と将来的可能性を読者にできるだけ分かりやすく伝えることを目的に、各専門領域の先端研究に携わっておられる方々にまとめて頂いた。以下、その概要を紹介する。

第1章は平尾哲二氏に皮膚の構造と機能を構成要素ごとに解説して頂いた。そのポイントは皮膚を身体の最外層に位置するインターフェースとして捉え、環境から身体を守ると同時に、生命の維持に必要な外界とのコミュニケーションを担う人体で最大の臓器と位置づけたことである。まず我々人間（ヒト）の皮膚が他の動物と比較しても特別な存在であることを進化の過程を追って比較生物学的に説明し、加えて皮膚の役割であるバリア機能、緩衝機能、体温調節機能、感覚機能、免疫機能、外観の決定などに関わる皮膚の基本構造を詳しく解説している。その上で、各機能がそれぞれの部位の中でどのような仕組みに担われ、複合組織である皮膚総体として組織的に維持・調節されているかを明示し、さらに化粧品科学に期待される肌（皮膚）の美と機能の保持・増進の可能性にも触れている。

第2章は八田一郎氏により角層について、皮膚の最も重要な機能である環境からの生体防御すなわちバリア機能の鍵を担う主体であるとの観点から、物理化学的手法に基づく角層内の構造の解析とそれに基づく物質と角層の相互作用機構の解明についてまとめて頂いた。近年化粧品や経皮吸収薬剤の分野で高い効果をもたらす分子や高機能なナノ粒子などが提案されているが、それらの効果は多くの場合マクロな実験での示唆にとどまり、有効性や安全性の担保にはそれらを配合した医薬品や化粧品を皮膚に塗布した時に皮膚界面で起こっている現象を分子レベルで解明することが課題である。そこで、角層の構造と機能に関する分子レベルでの最先端の研究の紹介と併せて、化粧品や医薬品の皮膚への効果・影響について示唆に富む解説がされている。

第3章は内田良一氏に表皮、皮脂腺と脂肪組織の脂質について、それらの種類と役割を生合成経路や相互の関連などを分子生物学的に紐解き、これらの知見に基づく化粧品による皮膚機能の改善と皮膚病の治療効果の可能性についてまとめて頂いた。まず皮膚に固有の機能や、代謝、あるいは構造を持つ、皮下脂肪組織、皮脂腺、表皮の脂質を取り上げ、特に表皮に固有な脂質成分の生合成機構の解明について詳しく解説されている。化粧品には古くからラノリンやワセリンなどの脂質が基剤として使われているが、ここでは皮膚脂質の研究から得られた知見に基づく新たな脂質原料の開発と、その皮膚の改善に寄与する化粧品への活用の可能性にも言及している。

第４章は井上紳太郎氏に、肌の老化現象を細胞老化と慢性炎症の観点から「ＤＮＡや組織のダメージ修復能力による皮膚恒常性維持が加齢に伴い減少あるいは破綻すること」と捉えた抗老化化粧品の研究開発戦略を紹介頂いた。まず美と健康の実現と肌の老化防止のため、「長寿の追求」「加齢と老化」「見かけ年齢と健康長寿」をキーワードに老化を分子レベルから個体に至る階層構造と捉えて解析した。次に「遺伝的要因と環境要因」「防御修復機能の恒常性維持の加齢変化と破綻」「抗老化化粧品の研究開発ターゲット」に着目し、美と健康をホリスティックに捉えた研究の進展と皮膚老化に対する新たな対応やＱＯＬを高める提案への期待が述べられている。

第５章は安藤秀哉氏に薬用美白化粧品の研究開発に関するこれまでのトレンドと今後の可能性について解説頂いた。薬用美白化粧品の研究開発に関する実験手法は変化しており、しみ予防のメカニズムに関しても、メラノサイト内でのメラニン色素の生成抑制や表皮からの排泄促進の他、メラノサイトからのメラノソームの放出、ケラチノサイトに取り込まれたメラノソームの分解、さらにはミトコンドリアを絡めた新規コンセプトが登場している。これらの新しい情報をもとに基礎研究と素材探索を繰り返し、さらに進化した考え方を発信し続けていくことが、特にアジア圏で競争が激しい薬用美白化粧品研究開発の分野で生き残るために有効な手段であると説いた。

第6章は岸本治郎氏、中沢陽介氏に毛髪の生理について育毛研究・育毛剤開発を中心に解説して頂いた。まず、毛髪の伸長を担う毛包について香粧品の領域において必要十分な毛包の基礎知識を概説した。その上で、毛髪に関する特に育毛へのアプローチについて、香粧品類を中心に医薬品、美容医療領域を含む将来の細胞療法、再生医療領域への広がりの可能性を解説した。毛髪は人の外観を大きく作用し、QOL向上に重要な役割を担っている。「こういう毛髪でありたい」という要望や現状への新しい改善アプローチについて、白髪の防止や改善、くせ毛の抜本的な矯正などの潜在的ニーズにも触れ、ユーザーがより広く自由な選択肢を持ち、活き活きとした髪とともに、一生涯にわたってアクティブに過ごせるような時代への期待をまとめた。

第7章は小島肇夫氏に化粧品の安全性評価についての歴史的な経緯を踏まえた上で、欧州中心に世界的に進展している動物実験代替法の利用について解説頂いた。化粧品における最

第2章　分子レベルの構造情報に基づく角層のバリアー機能の解明　八田一郎

第3章　皮膚の脂質　内田良一

第１章

皮膚の構造と機能

平尾哲二

1　はじめに

皮膚は、私たちの体の最外層に位置しており、身体を守っている。皮膚を健やかに美しく保つことは、化粧の目的である。また、皮膚は外観を決定しており、メーキャップ化粧品を塗る対象も皮膚である。どのようにして健やかな皮膚が維持されるのか、どうして皮膚トラブルが発生するのか、どうしたら美しく見せることができるのか。化粧品と関わりの深い皮膚について良く理解することは、より良い化粧品の開発に必要不可欠であり、化粧品科学の重要なテーマの一つである。

皮膚は私たちの身体を包んでいるが、単純な膜や袋ではなく、複雑な構造物から構成される複合組織である。それらが組織的に統合されて高度な機能を発揮している。本章では、皮膚の構造と機能について、その構成要素ごとに解説するとともに、皮膚の成り立ちや化粧品との関わりを考慮するために重要なポイントについても解説する。

2　皮膚の役割

〈キーワード　バリア機能、緩衝機能、体温調節機能、感覚機能、外観の決定〉

皮膚は、私たち生命と外界との境界に位置し、外部の環境に適応しながら私たちの身体を守っている。私たち生命のルーツをたどると、30～40億年前に海の中で生命が誕生したと考えられている。私たちは陸上での生活で、太陽の恩恵を直接的および間接的に多く受けている。しかし、生命活動の維持にとって、陸上の乾いた環境はとてもシビアで、水分の保持は必須である。皮膚の役割の第一義は、生命活動を維持するために水分の蒸散を防ぐことである。私たちの命が受精卵から胎児を経て羊水中で育まれてくるように、生命は海の中で誕生して、その後陸生生物へと進化したと考えられている。この進化の過程を振り返り、比較生物学的に私たちヒトの皮膚の役割について考えてみたい。

●水生生物における皮膚

最も単純かつ原始的な多細胞生物である腔腸動物、クラゲなどでは、外界の海水に接する境界にエクトダームと呼ばれる層が形成されているだけの単純な構造である。一方、カニなどの節足動物では、キチンなどから成る硬い殻を持つようになり、他の生物から身を守る機能が強化されている。脊椎動物の魚類となると、皮膚の基本構造、すなわち、表皮と真皮という二層構造が現れるようになる。外胚葉に由来する表皮には細胞がぎっしり詰まっている。一方、中胚葉に由来する真皮には細胞が散在し、コラーゲンなどの細胞外マトリックスが主な構造体となっている。魚類では硬い鱗で身体が覆われているが、これは表皮ではなく真皮に由来する構造である。

●陸生生物における皮膚

両生類になると水中から陸上に出てきての生活も行なうようになるが、ここで初めて角層に類似した構造が見られるようになる。しかし皮膚表面の細胞はわずかに1層しかない。その代りに、分泌腺が発達し、常に分泌される粘液によって皮膚表面が乾燥しないように守っている。その一方で、まだ不十分な肺の機能を補うべく、皮膚呼吸により酸素を体内に取り込む働きを行なっている。

両生類がその幼生期を水中で過ごすのに対して、爬虫類はその一生のほとんどを陸上で生活するようになる。乾いた環境のもとで日干しにならないようにするため、爬虫類は鱗を発

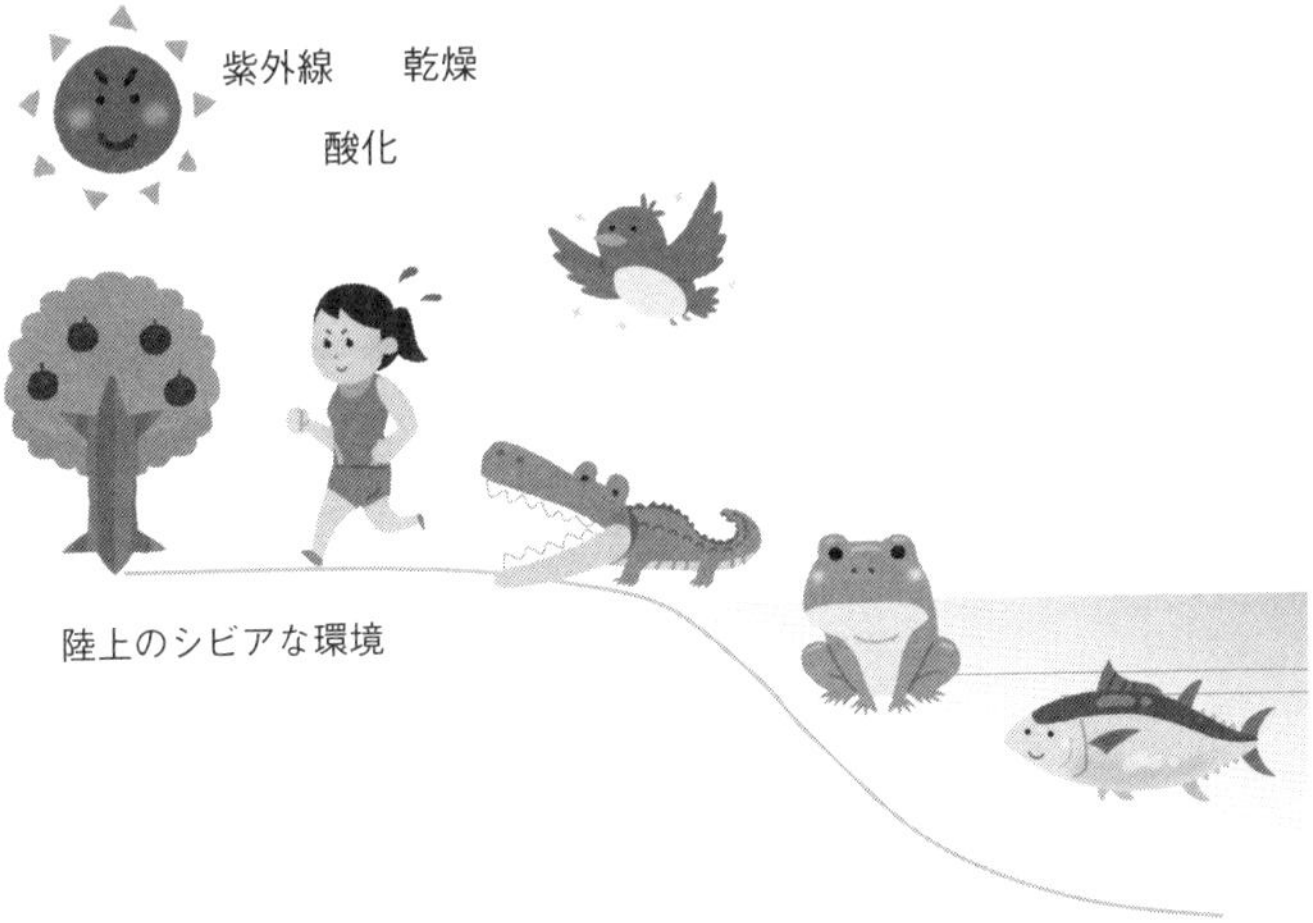

図 1-1　皮膚の発生と進化

達させた。また、日光の輻射熱を体内に取り込んで体温を上げることや、肺呼吸により酸素を効率良く取り込むことにも成功し、陸上での生活に適応した。爬虫類の鱗では、角化した表皮細胞が重層化し、さらにその細胞間にワックス様の物質が存在するという、哺乳類の角層に類似した構造も認められるようになった。表皮で絶え間なく細胞分裂しているという点でも哺乳類との類似点はあるが、脱皮によって表皮をはぎ取るという点では我々哺乳類とは大きく異なる。

鳥類の最大の特徴は羽の発達である。羽は、言うまでもなく表皮の形態が変化したものである。羽の主要成分は、いわゆるハードケラチンで、哺乳類の毛髪との類似点が多い。哺乳類における被毛も表皮に由来する構造物であり、体温を保持し、外界からの物理的な刺激を緩和している。また、一部の毛は、猫の髭のように感覚器としての入力機能も有している。また、種によっては、爪や蹄など、表皮に由来する特徴的な部位が発達することも忘れてはならない。なお、牛や鹿などの角は骨に由来する部分をコアとして、その周囲を表皮由来の構造が覆っている場合が多い。さらにヒトでは、被毛部分が少なくなり、皮膚表面が直接外気に曝されている割合が多い。以上のように、皮膚は生命を維持するために生命体と外界との境界に位置して、様々な重要な役割を果たしている。以下に整理してみたい。

① バリア機能

バリア機能とは、体内の水分の蒸散を制御して生命活動を維持すること、および、外界からの異物の侵入を防ぐことである。私たちの身体は、水分が60～70%、タンパク質と脂質がそれぞれ約15%、残りを糖質や無機物質が占めている。この水分が生命活動に必須であることは言うまでもない。一方、私たちの身の回りには、種々の化学物質やウイルス、微生物などの病原体がたくさん存在しているが、皮膚はそれらの体内への侵入を防いでいる。重症な火傷を負うと生命の危機に直面すると言われる。これは火傷により皮膚のバリア機能が損なわれることで、体内の水分が失われるとともに外部の微生物などが体内に侵入しエンドトキシン（内毒素）を産生して、やがて敗血症を発症してしまうからである。このように、健康な皮膚ではあまり気づかないが、バリア機能は生命の維持に欠かせない。

② 緩衝機能

外界の物理的な刺激を和らげる機能を緩衝機能という。物理的に力がかかる場合でも、皮膚がクッションとなり、その衝撃が臓器などに伝わらないように和らげている。また、メラニン色素などが有害な紫外線を吸収・散乱し、その影響が生細胞に直接及ぶことのないように防御する機能も、皮膚の緩衝機能と言える。

③ 体温調節機能

ヒトは恒温動物であり、外界の温度にかかわらず、体温を一定に保たなければならない。皮膚の真皮には毛細血管が走行して、皮膚組織に酸素や栄養素を届けているが、体温上昇の際には末梢血流を上昇させて熱を外に逃がすことができる。加えて、汗腺から汗を放出し、皮膚表面での蒸散に伴う気化熱により皮膚温度を低下させ、体温の過剰な上昇を防ぐ働きがある。一方、外界の温度が低い場合には、体温を保つために末梢血流を低下させて熱が逃げないようにする。このように、皮膚は体温調節の場として重要な役割を担っている。

④ **感覚機能**

皮膚には感覚の受容器があり、五感の一つである触覚を感知している。物体に触れるという圧刺激、温冷刺激などのシグナルを脳に速やかに伝えることは、生命の維持やコミュニケーションに欠かせない。

⑤ **免疫機能**

皮膚は外部からの異物の侵入に対する物理的バリア機能を備えているが、異物の侵入に対しては炎症を起こして排除する免疫応答の場としても機能する。接触アレルギー物質に対しては、表皮ランゲルハンス細胞などが抗原提示を行ない、リンパ球などの免疫担当細胞を皮膚に動員して、異物を排除して生体を守る。

⑥ **外観の決定**

皮膚は生体の最外層に位置して、見え方を決定している。皮膚色は主に、表皮に含まれるメラニン色素と真皮の血管を流れる血液中の赤血球の含まれる色素であるヘモグロビンが支配する。また、皮溝・皮丘から構成される皮膚表面のキメ（肌理）、種々のシワなどの表面形態も見え方に影響を与えている。これらの要素により外観が決定されるが、現代社会人の皮膚の見え方は、ヒト同士のコミュニケーションにも多大な影響を及ぼし、メーキャップなどで装飾し自己表現する場としても皮膚は重要な役割を演じている。

3　皮膚の基本構造

〈キーワード　表皮、真皮、皮下組織、皮膚付属器官、キメ〉

皮膚の表面積は、成人で1.6～1.8 m^2に達し、人体の中では最大の臓器であるとも言える。基本的にはいずれの部位でも、外側から表皮、真皮、皮下組織という3層構造を構成している。表皮は厚さ0.1～0.2mmで、表皮角化細胞などの細胞がぎっしり詰まっている。真皮は厚さ1～2mmで、表皮に比較すると細胞はわずかしか含まれていないが、コラーゲンなどの細胞外マトリックスが多量に含まれ、皮膚全体の物性に大きく影響する。また、真皮には毛細血管が走行し、皮膚全体に酸素や栄養素を供給している。皮下組織には、いわゆる皮下脂肪が蓄えられているが、その厚さは部位や個人ごとに大きく異なる。この3層構造を基本として、毛髪組織や汗腺などの分泌腺が存在し、これらを皮膚付属器と総称する。毛髪の皮膚表面に露出している部分は毛幹というが、毛髪を作り出している毛根は皮膚内に埋もれ、その最深部

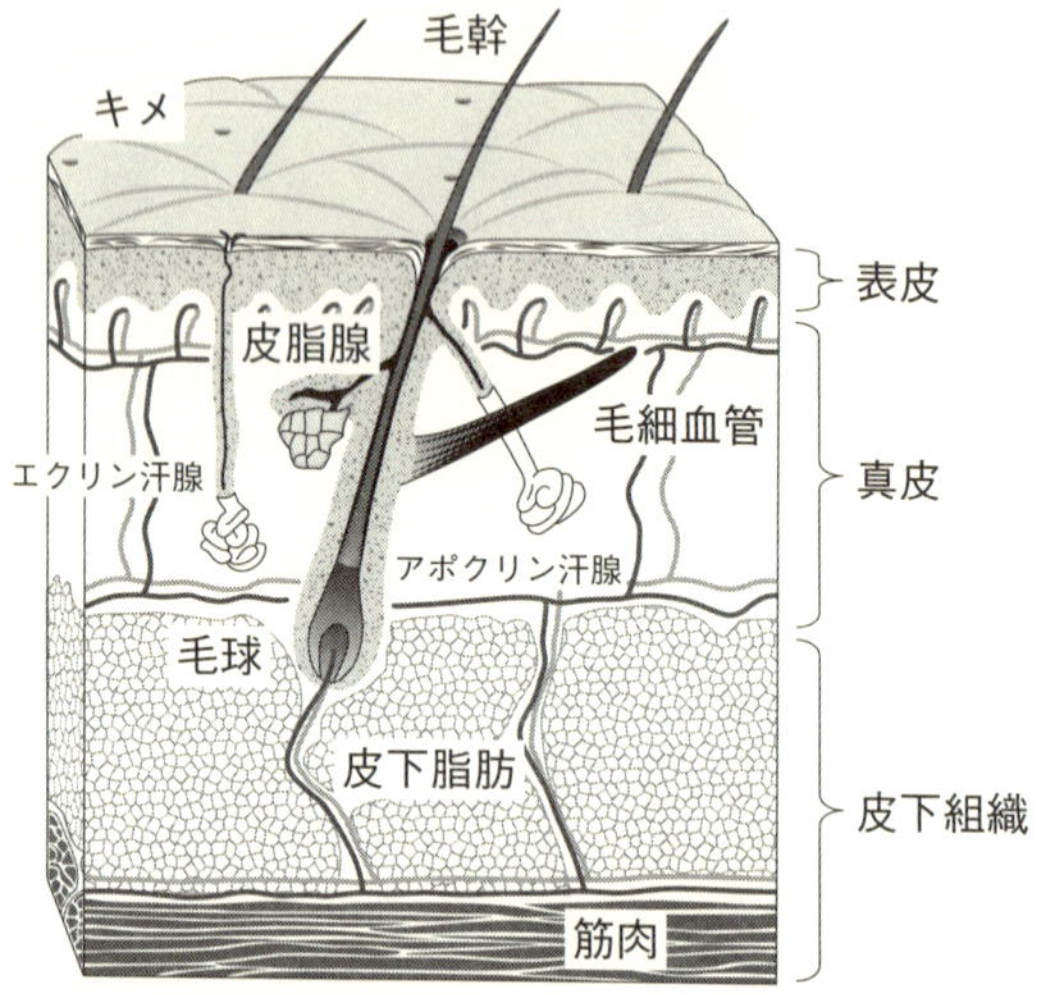

図 1-2　皮膚の基本構造

は皮下組織に達している。毛幹の周囲には毛包が組織されているが、その近傍には皮脂腺があり、毛包に向かって開口している。皮脂腺では皮脂腺細胞が盛んに皮脂を生合成し分泌している。分泌された皮脂は、毛幹を伝って皮膚表面に放出される。汗腺は皮脂腺とは異なり独立した腺組織であり、汗管を経て皮膚表面の汗孔から汗が放出される。表皮が変化した爪も、皮膚付属器官に位置づけられる。

　皮膚表面には表皮の最外層である角層が位置しているが、平坦ではなく、起伏のある表面形態をとり、三角形や四角形などの幾何学的な模様を形成している。これをキメ（肌理）と呼び、皮溝と皮丘から構成される。皮溝と皮溝の交点には毛穴が位置し、皮溝と皮溝で囲まれた皮丘には、汗孔が開口している。キメは、本来硬く動きにくい角層が皮膚全体の動きに追従するために重要であると考えられている。また、キメの細かさは美しい肌の一つの要素である。キメは加齢に伴って粗くなり、肌荒れなどではキメの等方性が失われるなど、肌状態によりキメは変動する。

4　表皮

4-1　表皮角化細胞の増殖と分化による恒常性維持

〈キーワード　基底層、有棘層、顆粒層、角層、ターンオーバー、角層剥離〉

表皮は0.1～0.2mmの厚さで、表皮角化細胞が90%以上を占めて、ぎっしり詰まっている。表皮は、形態的な特徴から基底層、有棘《ゆうきょく》層、顆粒層、角層に大別され、各々の層を構成している角化細胞を、基底細胞、有棘細胞、顆粒細胞、角層細胞と呼ぶ。表皮には、表皮角化細胞の他に、メラニン色素を作り出すメラノサイト、抗原提示細胞として免疫応答に関わるランゲルハンス細胞、神経系細胞であるメルケル細胞などが、それぞれ数%ずつ散在している。

表皮と真皮の境界面には基底膜があり、Ⅰ型コラーゲン、Ⅳ型コラーゲン、ラミニン5などのタンパク質から構成されており、基底細胞はヘミデスモソームという構造を介して基底膜に接している。この基底層において細胞分裂し増殖した細胞が分化を開始し、有棘細胞、顆粒細胞、角層細胞へとその性状を変えつつ、最外層に向かって移動し、最後には機能を終えて剥がれていく。この表皮角化細胞の分化を角化と呼び、絶え間なく一定のリズムで繰り返されることで、表皮が生まれ変わっていることを表皮ターンオーバーという。以下に表皮角化細胞の角化過程について述べる。

●基底細胞の維持と分化開始

増殖した基底細胞は分化を開始するが、すべての基底細胞が一斉に分化を開始してしまっては新たな角化細胞の供給ができない。そこで、細胞分裂しても未分化な状態を維持して新たな細胞の供給源となっている細胞として、表皮幹細胞の存在が示唆されている。表皮幹細胞は極めてゆっくりしか増殖せず、増殖後、さらに数回の分裂をして有棘細胞へと分化を開始する。基底膜と接触している基底細胞は、インテグリンという細胞接着分子を介したシグナルにより分化開始が抑制され未分化な状態が維持されている。

● 有棘細胞・顆粒細胞への分化

基底膜を離れた表皮角化細胞は有棘細胞となり、角化の過程を開始する。有棘細胞では細胞と細胞との接着部分に棘状の形態が観察される。これは細胞同士の結合に関与するデスモソームと呼ばれる接着装置で、デスモグレインやデスモコリンなどの複数のタンパク質から成る。基底細胞が有棘細胞となると、遺伝子発現が大きく変化する。例えば、基底細胞で発現していたケラチン5、ケラチン14の発現は停止し、代わりにケラチン1、ケラチン10が発現する。また、インボルクリンなどのタンパク質の遺伝子発現も開始する。したがって、これらの分子は未分化な角化細胞と分化した角化細胞とを区別することができるため、いわゆる分化マーカーとしても知られている。さらに角化が進行し顆粒細胞へと分化すると、扁平《へんぺい》な細胞形態になるとともに細胞質に多くの顆粒が観察される。この顆粒はラメラ顆粒とケラトヒアリン顆粒に大別される。ラメラ顆粒には後述する角層細胞間脂質の前駆体が含まれ、電子顕微鏡による観察で脂質が層状に配列したラメラ構造が観察される。ケラトヒアリン顆粒にはプロフィラグリン（フィラグリンが10～12個繰り返された巨大なタンパク質）がリン酸化を受けて不溶化したもの、ロリクリンなどのタンパク質が凝集して不溶化したものなどが存在する。

●角層細胞への分化

顆粒細胞が角層細胞に至る過程では、さらに大きな変化が生じる。核や細胞内小器官は消化され、また細胞の境界であった細胞膜も代謝されて消失し、細胞膜直下に形成されていたコーニファイドエンベロープ（cornified envelope, CE）と呼ばれるタンパク質複合体の膜が細胞の最外層となる。また顆粒細胞のラメラ顆粒に含まれていた細胞間脂質の前駆体は、角層細胞間に分泌される。これらの変化によって、細胞生物学的には細胞は死を迎える。角層細胞は死んだ細胞ではあるが、極めて活発な代謝活性を維持しており、後述する角層構成成分の形成が引き続き進行する。すなわち、角層に移行したばかりの角層細胞は、まだ十分な機能を獲得しておらず、最終的なバリア機能や保湿機能の完成に向けた変化が継続する。

以上のように、基底層で増殖した表皮角化細胞は、基底細胞→有棘細胞→顆粒細胞→角層細胞という変化、すなわち角化を約4週間かけて連続的に行ないながら、最終的には垢となって剥がれていく。表皮における角化の過程も絶え間なく進行し、全体としては恒常性が維持されているのである。しかし、表皮を構成している細胞自体は絶えず生まれ変わっており、これを表皮ターンオーバーと呼ぶ。加齢に伴い表皮ターンオーバーの速度は遅くなる。一方で、皮膚炎においては表皮ターンオーバーの速度は速くなる。速すぎると角化が十分に進行せず、角層機能が不完全な角層、すなわち不全角化の状態となってしまう。適正な速度で一定のターンオーバーを繰り返すことが、健やかな肌の維持には必要である。

４－２　角層の構造と機能

〈キーワード　角層細胞（ケラチン、ＮＭＦ、ＣＥ）、細胞間脂質、バリア機能、保湿機能）〉

角層は皮膚の最外層に位置する厚さわずか10～20μm（０.０１～０.０２mm）程の構造である。この極めて薄い構造が、バリア機能の主体となっている。その構造は、表皮角化細胞が分化（角化）して死んだ扁平な角層細胞とその細胞間を満たす細胞間脂質から構成され、しばしばブロックとモルタルにたとえられる。ブロックに相当する角層細胞の主要な成分はケラチンと呼ばれる線維性のタンパク質で、共存する水分により角層全体の柔らかさなど物理化学的性質を左右している。一方、モルタルに相当する細胞間脂質は、セラミド、コレステロール、脂肪酸を主成分とし、結晶充填構造、ラメラ構造（層状構造）を形成することで、角層のバリア機能に深く関わっている。また、角層細胞を包む構造であるＣＥも細胞間脂質のラメラ構造の構築に土台を提供しており、間接的にバリア機能の形成に関わっている。

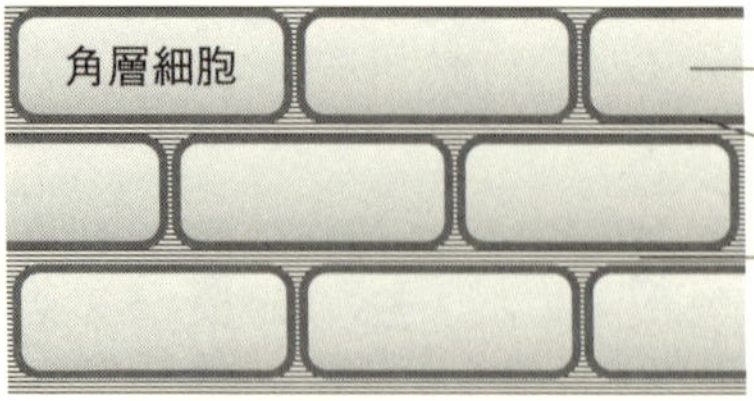

図 1-3　角層の構造（模式図）

角層は表皮ターンオーバーに従って絶えず生まれ変わっている。角層には角層細胞が10～20層重なっているが、最外層の角層細胞は、通常は知らず知らずのうちに順次剥がれ落ちていく。剥がれ落ちるまでの角層細胞同士は、デスモグレインやデスモコリン、コルネオデスモシンなどのタンパク質複合体から構成されるコルネオデスモソームと呼ばれる接着装置を介して、お互いに接着しているため、簡単にはばらばらにならない。しかし、最外層の角層では、コルネオデスモソームがタンパク分解酵素（プロテアーゼ）により消化されて剥がれやすくなる。健康な皮膚では、表皮角化細胞が新たに増殖するスピードと、角層最外層が剥がれていくスピードのバランスがとれているために、皮膚が生まれ変わっていることに気づくことはほとんどない。

ところが、このバランスが崩れるケースもしばしば経験される。例えば、ひどく日焼けした場合には皮がむける。これは、日焼けにより炎症が生じ、表皮角化細胞の増殖が一時的に盛んになり、増殖した表皮角化細胞がやがて角層細胞に移行して塊となって剥離するという現象である。肌荒れも、日焼け程ではないが微弱な炎症が起こっている場合、表皮の増殖と分化のバランスが崩れて角化が十分に進行しない場合、あるいは、乾燥に伴って角層水分量が低下し、デスモソーム分解がスムースに進行しない場合などに生じる。このように角化が十分に進行しない現象は、一般的に不全角化と呼ばれるが、その本質は多様である。角層では本来、核は消化されて消失しているが、角化が十分に進行しない場合には核が残存している場合がある。これを有核細胞と言い、不全角化の代表的な指標として汎用される。角層が塊となって剥がれるような皮膚は、かさついたり、キメが乱れ、化粧のりが悪いなど美容的にも好ましい状態ではない。

上述のように、角層は生細胞にはない極めて特殊な構造をとることによって、バリア機能を発揮するが、その構造は表皮角化細胞の角化のプロセスで徐々に準備される。すなわち、構造タンパクや酵素などの多くのタンパク質を遺伝子情報に従って適時に作り出し、決められた場所に配置し、必要な成分を作り出している。角層という最終製品を作り出すために、表皮という生産工場がフル稼働していると言っても過言ではない。以下に、角層の構造の主要成分が作り出される仕組みについて記述する。

●ケラチン

ケラチンは細胞骨格形成に関わる線維を構成する分子量約4～6万のタンパク質で、20種類以上の分子種が知られているが、タイプⅠ（酸性）ケラチンとタイプⅡ（塩基性）ケラチンに大別される。表皮ケラチノサイトでは、基底層ではケラチン5とケラチン14が、有棘層以降ではケラチン1とケラチン10が発現する。これら2種類のケラチン分子が二量体を形成し、さらに会合することによって、中間径フィラメントと呼ばれる直径約10 nmの線維を形成する。生細胞においては細胞骨格形成に関わっているが、角層においてはそのフィラメント同士がさらに会合・凝集して、不溶性の極めて強固な構造となる。ケラチンは角層のタンパク質の約80％を占め、角層を丈夫なものにしている。

●コーニファイドエンベロープ

コーニファイドエンベロープ（cornified envelope, CE）は、インボルクリンやロリクリンなどの多様なタンパク質同士が架橋し不溶化して形成される膜状の構造で、角層細胞を包むように形成される。インボルクリンやロリクリンなどのCE構成タンパクは、表皮角化細胞の分化に従って、有棘層から顆粒層にかけて発現する。それらのタンパク質中のリジン残基とグルタミン残基がトランスグルタミナーゼの働きによって結合されて、タンパク質同士が

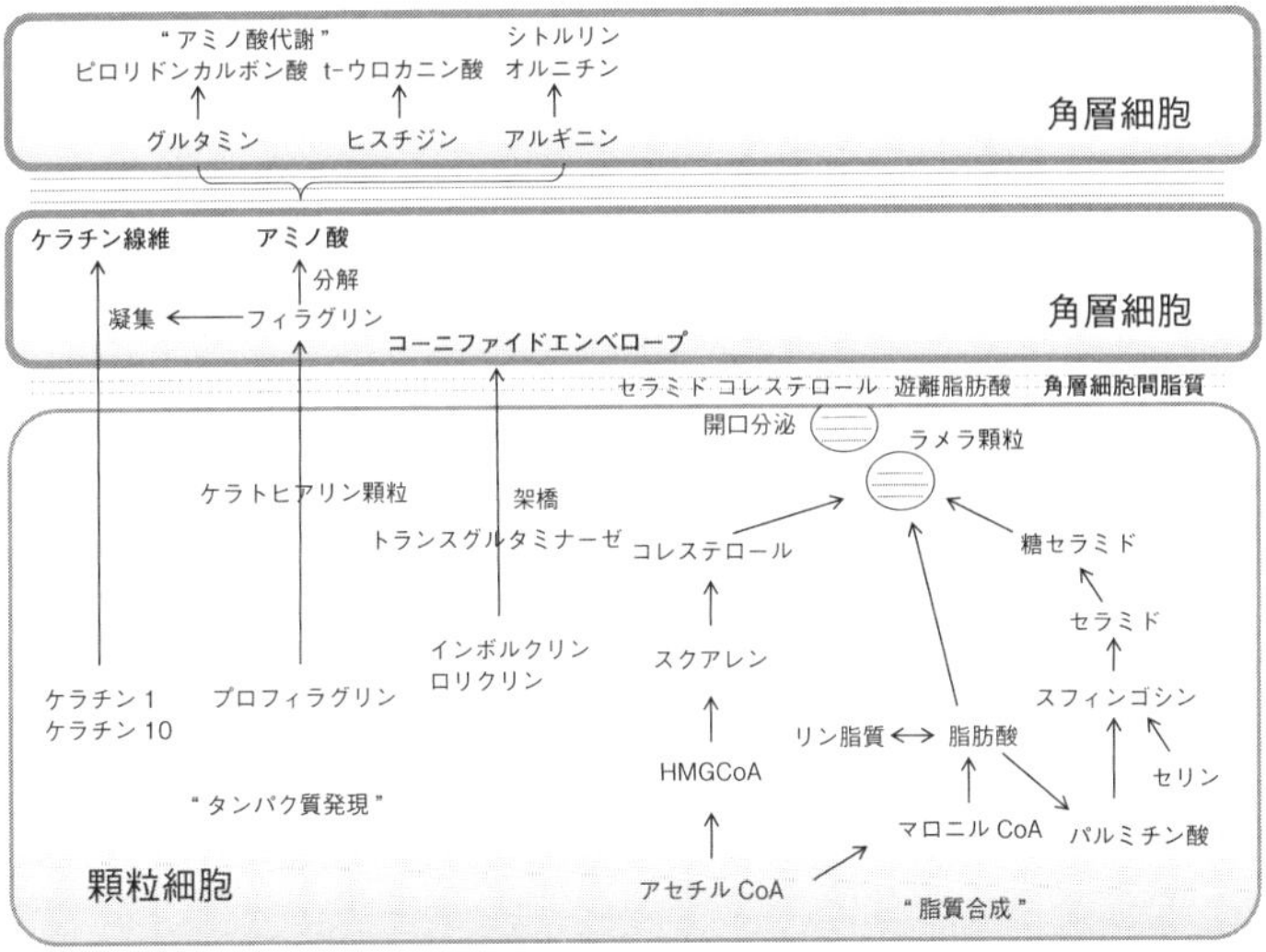

図 1-4　角層構成要素の生合成

架橋する。顆粒層までの生細胞において、CEは細胞膜の直下に形成されるが、角層に至る過程で細胞膜は代謝されるため、角層細胞の最も外側で包むように存在することになる。CEの外側にはω-ヒドロキシセラミドやω-ヒドロキシ脂肪酸がエステル結合し、あたかも脂質でコーティングされたかのような構造が観察される。このように疎水性に富んだ構造をとることが、次に述べる細胞間脂質の構築の土台となると考えられている。

●角層細胞間脂質

角層細胞同士の間隙にはセラミド、コレステロール（およびそのエステル）、脂肪酸を主要な成分とする脂質が充填されている。これらの脂質は、いずれも表皮角化細胞の分化に伴って生合成されて、顆粒層のラメラ顆粒に蓄積される。顆粒層から角層に至る過程で、ラメラ顆粒は開口分泌され（最近の研究では連続した脂質構造による分泌との報告もある）、さらに酵素による変換などを経て角層細胞間に脂質結晶構造を構築する。

これらの脂質が、角層細胞間でバリア機能を発揮するためには、ラメラ構造を構築することが重要である。ほぼ同じモル比のセラミド、コレステロール、脂肪酸は、親水性（極性）残基を同じ方向に向けた充填結晶構造を形成する。さらにこの結晶構造が層状に繰り返されることにより、ラメラ構造が構築される。このラメラ構造の構築も一様ではなく、13nmの長周期構造や6nmの短周期構造などがX線回折により明らかにされている。また、脂質の構築には、前述のCEが土台を供給し、さらに、セラミド1などの長鎖セラミドはラメラ層を貫通し、リベット（締め釘）の働きをすると考えられている。

●天然保湿因子NMF

角層には、それ自体が水を保持する働き、保湿機能がある。保湿機能に重要な役割を果たしているのが、角層に含まれる水溶性の低分子である。角層自体にもともと存在することから天然保湿因子（natural moisturizing factor, NMF）と呼ばれる。その実態は、アミノ酸

（およびその誘導体）、有機酸、ミネラル塩類である。これらの低分子は、水分子との親和性が高く、本来疎水的なタンパク質であるケラチン線維と相互作用することで、角層に保湿性を付与すると考えられている。中でもアミノ酸の産生機構とその過程における機能には注目すべきものがある。角層に存在するアミノ酸は、血流を介して運搬されたアミノ酸が単に滲み出して来るものではない。表皮細胞においていったんフィラグリンという巨大なタンパク質が合成された後、これが角層中でプロテアーゼによって分解されてアミノ酸を生み出している。フィラグリンは、まずプロフィラグリンとして生合成され、表皮顆粒層に見られるケラトヒアリン顆粒に蓄積される。これが角層に移行すると部分加水分解を受けてフィラグリンとなり、前述のようにケラチン線維を会合させた後、アミノ酸にまで分解される。フィラグリン分解には、calpain, caspase 14, bleomycin hydrolase などの複数のプロテアーゼが関わることが明らかにされている。すなわち、フィラグリンは丈夫な角層の構築に関わった後、角層の保湿機能にも関わるという極めて合理的な二つの機能を併せ持っているのである。アミノ酸などの天然保湿因子は水溶性であるがゆえに、洗浄行為によって失われやすい。したがって、角層の保湿機能を向上させるスキンケア化粧料の役割が重要であることは言うまでもない。興味深いことに、一部のアトピー性皮膚炎においては、フィラグリン遺伝子に変異が認められ、病因との関わりが示唆されている。

フィラグリンの分解によって生成したアミノ酸の一部は、さらに角層内において代謝を受ける。グルタミンからはより保湿性に優れたピロリドンカルボン酸（pyrolidone carboxylic acid, PCA）が産生される。また、ヒスチジンからは、UVB遮断効果に優れ天然のサンスクリーンとも考えられるウロカニン酸が産生される。このように角層は極めて巧妙に機能発現に必要な物質を作り出している。

天然保湿因子としてクエン酸や乳酸などの有機酸も角層に存在しているが、少なくとも一部は汗に由来するとも考えられている。

●角層内の勾配

わずか10～20層（厚さ10～20μm）程の薄い角層だが、その深さ方向において均質ではなく種々の勾配が観察される。すなわち、顆粒層から移行したばかりの角層では、種々の構成物の完成度が低く、角層中層において完成に至る。実際に、フィラグリンの分解も角層において徐々に進行し、角層中層の遊離アミノ酸含量が最も多い。また、細胞間脂質の構造性も角層中層において優れている。CEの架橋も角層の深さに依存し、深部ではまだ十分な架橋が形成されていない未熟CEが多い。一方で、最外層に向けての変化もあり、中層から最外層にかけては、遊離アミノ酸が、おそらく溶出により徐々に減少する。また、細胞間脂質の構築状態も悪くなる。これらの結果として、水分含量についても角層の深さに依存した勾配が認められる。角層深部では顆粒層に匹敵する水分含量（約60％）があるが、最外層では水分含量は約30％にまで低下する。これは、ＮＭＦが角層中層において最も機能する結果であると考えられる。また、角層細胞同士を接着させているコルネオデスモソームも、最外層に至る過程で、種々のプロテアーゼにより消化されていく。コルネオデスモソームの分解に関わるプロテアーゼとその制御メカニズムについて多くの研究がなされ、複数のプロテアーゼや複数のインヒビターが複雑に関わり、角層最外層にかけて徐々に分解され、その結果として角層細胞同士の接着力が低下して剥離していくという仕組みが明らかになってきた。このように、角層の深さごとに多くのイベントが起こり、複雑な過程によって皮膚の恒常性が維持されている。

５　真皮

〈キーワード　細胞外マトリックス、コラーゲン、エラスチン、ムコ多糖、毛細血管〉

真皮の大半は細胞外マトリックスが占める。主要な成分としてコラーゲンを挙げることができる。コラーゲンは、様々なタイプの分子が知られているが、真皮においてはⅠ型コラーゲン、Ⅲ型コラーゲンが主要なコラーゲンである。いずれも線維状のタンパク質で、3本のタンパク質が三つ編み状の三重らせん構造をとるとともに分子間に架橋が形成されて、それがさらに集合して、太いコラーゲン線維束（膠原線維）を形成する。私たちが日常生活で使う革製品の主体もこのコラーゲン線維で、非常に強固な線維であることが理解されよう。細胞外マトリックスを構成するもう一つの主要なタンパク質がエラスチンである。エラスチンはバネのような物性を発揮するタンパク質で、弾性線維を構成する。エラスチンはコラーゲンとともに真皮においてネットワーク構造を構成し、皮膚が元に戻ろうとする復元力などの物性に関わっていると考えられている。タンパク質の他の細胞外マトリックスとして、保水性に富むヒアルロン酸、コンドロイチン硫酸、ヘパラン硫酸などのムコ多糖が含まれており、線維間に充満している。

細胞で満たされている表皮に比較すると、真皮には細胞がわずかに存在するにとどまる。上述の細胞外マトリックス成分を産生する線維芽細胞、毛細血管を構成する血管内皮細胞、毛細血管周囲に散在しアレルギー炎症に関与する肥満細胞、リンパ管を構成するリンパ管内皮細胞などである。毛細血管を流れる血液が、皮膚組織に酸素や栄養素を供給し、リンパ管とともに老廃物の回収に関わることは言うまでもない。

線維芽細胞により産生される細胞外マトリックス成分の代謝は、表皮に比較すると遅く、生理的な分解も行われるものの、物質の生まれ変わりも緩やかである。表皮がほぼ数週間の単位でターンオーバーを繰り返しているのに対して、真皮構成成分は数ヵ月から年単位でも置き換われない程である。しかし、加齢とともに、真皮成分の生合成能力は徐々に減少し、その結果として皮膚の菲薄化《ひはくか》や弾力の低下をもたらし、筋力の低下も加わって、さらに大きな変化であるたるみを生じやすくなる。

露光部皮膚では、光老化《ひかりろうか》と呼ばれる特徴的な変化が生じる。matrix metalloprotease（ＭＭＰ）などの分解酵素の働きにより、コラーゲン線維は著しく減少する。その一方で、エラスチン線維がタンパク変性を受けて集塊を形成する。これをエラスチン沈着と呼ぶ。その結果、ごわごわした皮膚となり、シワも定着し、いわゆる光老化皮膚の特徴の一つとなる。コラーゲン線維の分解に関わる酵素は、線維芽細胞からも産生されるが、露光部皮膚では微弱炎症状態にあるため白血球浸潤も生じており、それらから産生されるプロテアーゼもコラーゲン分解に関わっている。光老化に伴う真皮の細胞外マトリックスの変化は、太陽光が達しやすい比較的浅い層である真皮乳頭層で主に生じる。真皮乳頭層には、毛細血管も走行しており、炎症に伴う血管系の変化、すなわち、血管の脆弱化、ダメージを補おうとする血管新生、それを介した白血球浸潤などが、光老化を生じる加速要因となっている。

6　皮膚付属器

これまで、皮膚の基本構造が、表皮、真皮、皮下組織から構成される3層構造であることを述べてきた。それ以外の構造物を皮膚付属器と総称する。皮膚付属器には、皮脂腺、汗腺、毛髪（毛嚢皮脂腺系）、爪などが含まれる。本項では、皮膚に広く分布する皮脂腺と汗腺について記述する。

6－1　皮脂腺

〈キーワード　皮脂腺細胞、皮脂組成、皮脂の役割、ざ瘡〉

皮脂腺は毛包に向かって開口し、皮脂を分泌している組織である。皮脂成分は、トリグリセリドを主要成分とし、その他、ワックスエステル、スクワレン、コレステロールエステルなどである。これらは皮脂腺を構成する上皮系細胞である皮脂腺細胞で合成され、皮脂腺細胞が死滅しながら破裂して、皮脂として皮膚表面に分泌される。

皮脂の多寡は先天的な要素が強く、いわゆる肌質として認知されている。すなわち、皮脂分泌が盛んな肌質を脂性肌と位置づける。その産生はホルモン依存性で、特にテストステロンやプロゲステロンなどにより皮脂腺の活動は活発になる。したがって、女性においては月経周期に伴い変動し、また、加齢とともに徐々に皮脂分泌は低下していく。皮脂腺の活動の部位差も顕著で、頭皮、額、鼻周囲などが最も活発で、背部上部がそれに続く。顔面のいわゆるTゾーンと呼ばれる額と鼻は、皮脂分泌が盛んな部位で、しばしば化粧崩れやてかりの原因になるため、過剰な皮脂分泌は嫌われることも少なくない。皮脂膜は、皮膚を保護する役割があると考えられるが、角層細胞間脂質が結晶構造により強固なバリア機能発揮に関わるのに対して、皮脂は結晶構造を形成しないため、いわゆる閉塞によるバリア機能への関与は少ないとされる。

その一方で、皮脂の生理作用については多面性があると考えられている。一つは、嫌気性常在菌であるいわゆるアクネ菌 *Propionibacterium acnes* による皮脂の代謝である。*P. acnes* はリパーゼを産生し、皮脂中のトリグリセリドを脂肪酸およびグリセリンに分解する。このように発生した脂肪酸のうち、不飽和脂肪酸は周囲の角化細胞の角化を亢進させ、炎症惹起の刺激となる場合がある。それにより毛包周囲の角化が亢進すると毛穴に角栓が形成されやすくなり、いわゆるコメドを経てざ瘡の形成に拍車をかけることになる。ざ瘡の悪化要因には様々な因子が関与しているが、皮脂の異常産生、*P. acnes* の増殖は悪化要因と考えられ、それらの制御がざ瘡治療に用いられることからも裏付けられる。もう一つの側面として、皮脂中のトリグリセリドの分解により生じたグリセリンは、保湿性に富んだ化合物で、内因性の保湿剤として機能している。

6－2　汗腺

〈キーワード　汗の成分、汗の役割、エクリン汗腺、アポクリン汗腺〉

汗腺はエクリン汗腺とアポクリン汗腺に大別される。エクリン汗腺は皮膚表面に開口しており、ほぼ全身に分布しているが、特に顔や手のひらに多い。成分は水がほとんどで、その他に塩化ナトリウムなどの無機塩類、乳酸などの有機酸、尿素などを含む。微量成分としては、抗菌ペプチドやサイトカイン、免疫グロブリンなどのタンパク質も含まれる。エクリン汗腺の最も重要な機能は、発汗に伴い水分を蒸散させその気化熱によって体表温度を下げることである。交感神経支配を受けている。また、緊張によっても顔面や手掌に汗をかくが、これを精神性発汗という。

一方、アポクリン腺は、腋や外陰部に限局して分布しており、皮膚表面には開口しておらず、皮脂腺と同様に毛包に開口している。産生機序は皮脂腺細胞に似ており、アポクリン腺細胞の一部が破裂して汗として分泌される。その結果、エクリン汗腺の汗よりやや粘凋で、タンパク質などを比較的多く含む。アポクリン腺から分泌される汗そのものは、特別な匂いはないが、毛穴や皮膚表面に常在する微生物により分解され、いわゆる腋臭の原因となる。したがって、適切な抗菌剤の適用により腋臭が防止される。

7　皮膚の部位差

〈キーワード　顔面の特異性〉

ヒト皮膚は毛が粗であり、哺乳類の中でも特殊で皮膚表面が直接外気に触れている。また、皮膚の基本構造は同じであっても、部位により異なる性質を示す。手掌や足底は物理的な刺激を和らげるために、厚い角層を伴っている。本項では、多くの化粧品が塗布される顔面を取り上げ、その特殊な性質について述べる。

顔面は、絶えず外気や日光に曝される場合が多い。また、目や鼻、耳などの感覚入力器官が集中し、コミュニケーションをとるためにも、表情を作出する動きが多い。美容的にも重要な部位である。顔面は、皮膚がやや薄い、細胞増殖が盛んでターンオーバーも速い、バリア機能が低い、などの特徴を示す。角層を作り出す生産工場が多忙で、生産ラインが速く回転し、いくつかの「部品」は過剰生産され、バランスを崩してしまっているのが顔面である。また、個人差もあるが、皮脂腺が多く活動も盛んで、皮脂分泌量も多い。そして、現代人の生活習慣を考慮すると、紫外線を多く浴び、冷たい風に曝され、洗浄料にさらされ、最も刺激を受けやすい部位であると言える。

皮膚に刺激が加わるとどのような変化が生じるか？　最も典型的なものが、日焼けである。日焼けをすると、紫外線の作用で、赤くなり、黒くなり、皮がむけるという変化をしばしば経験するが、これは実は皮膚が炎症を起こしているのである。炎症反応は、異物を排除し、障害を受けた組織を再生しようとする生体の応答である。その主な徴候として、発赤（紅斑）、発熱、腫脹（浮腫）、疼痛を挙げることができる。実際に過度な日焼けをした皮膚においても、赤く腫れあがり、熱を持ち、ひりひり痛む。そして、やがて皮がむけて元に戻るように、異物を排除して障害を受けた組織を修復しようとする反応が進行する。

しかし、日常的に様々な刺激に曝されている顔面皮膚においては、このような強い炎症反応には至らなくても、炎症に近似した反応が起きている。これは臨床症状を伴わない炎症、

subclinical inflammation（または微弱炎症）と呼ばれる。しかし、紅斑などの炎症の兆候が明らかでないため、subclinical inflammation の検出は困難を伴うが、鋭敏な検出法を用いることにより、非露光部位（例えば、腹部や背部、上腕の内側など）に比較して顔面は慢性的に微弱炎症状態にあることが解明されてきた。角層細胞サイズ、角層中サイトカイン、角層細胞ＣＥの成熟度などを指標とした検出はその例と言える。顔面の subclinical inflammation の原因としては、太陽光線や乾燥した外気の影響がまず挙げられるが、洗顔のように生活習慣によるものや、生来の肌質による場合なども複合要因と考えられる。

8　皮膚のバリア機能

〈キーワード　タイトジャンクション、免疫バリア、経皮吸収コントロール、過保湿〉

皮膚のバリア機能が生命の維持に重要であり、皮膚が果たす生物学的な役割において重要な位置を占めることは前述した。本項では、バリア機能をめぐるいくつかの視点について詳述する。

●タイトジャンクション

体内の水分の損失を防ぐために、角層が主要なバリアとなっていることは、疑う余地はない。加えて、角層直下の顆粒細胞に認められるタイトジャンクションという構造も重要な役割を演じている。タイトジャンクションは、細胞間に形成される接着構造の一種で、細胞間にジッパー様に連続して形成されることで物質の移動を制御する。もともと消化管上皮における隔壁構造として研究されてきた。皮膚においても顆粒細胞間にタイトジャンクションが形成され機能していることが明らかにされた。すなわち、皮膚は角層細胞間脂質とタイトジャンクションの二重のバリア構造となっている。この構造体の形成は、紫外線照射や種々の皮膚炎においてダメージを受けることが知られており、これらの病態におけるバリア機能の破たんの一因となっていると考えられている。

●免疫バリア

角層が物質の出入りを制御する物理的な最前線のバリアとなっていることは、多くの研究により裏付けられているが、生物学的あるいは免疫学的なバリアとしては、表皮細胞が多くの仕組みを備えている。その中核を担うのがランゲルハンス細胞で、抗原を捕捉し所属リンパ節に遊走し、その情報をTリンパ球に伝える抗原提示機能を有する。ランゲルハンス細胞は骨髄由来の白血球系の細胞で、表皮に分布して樹枝状突起を有し、外来抗原を捕捉するアンテナとしての役割を演じる。抗原の再侵入に対しては、Tリンパ球を動員させて、局所に炎症反応を惹起して異物の排除を行なう。この反応は異物から生体を守るための免疫学的バリア機能であると考えることができる。免疫学的な機序に基づく異物排除機構は、ランゲルハンス細胞が司令塔となるが、表皮角化細胞もその反応を修飾する役割を演じている。種々の刺激物質が表皮角化細胞に作用すると、様々なサイトカインを産生・遊離して、免疫反応を調節する。ある時期には免疫反応を亢進させるサイトカインを、ある時期には免疫反応を抑制するサイトカインを産生する。あるいは、細胞接着分子の発現を制御することにより、白血球などの異物排除の実行部隊が侵入しやすくなる場を提供する。このように皮膚は生体全体から見れば最前線における免疫反応の担当器官と位置づけられることから、Skin-associated lymphoid tissue（SALT）という概念も提唱されている。時として炎症反応は肌荒れを伴うことから美容的には好ましくない場合もあるが、皮膚を健やかに保つためには、異物を免疫学的に排除するという生体防御機構に対する理解も重要である。

●過保湿によるバリア破綻

外部の乾燥環境は、角層水分量の低下をもたらし、たとえ角層が保湿機能を備えているとしても、角層の健全な機能を損なう要因となる。それを防ぐために保湿剤がしばしば用いられ、その効果がスキンケア化粧品の本質でもあることは、多くの研究によって裏付けられているとともに、一般の消費者にも認知されている。

その一方で、角層水分量が高すぎる場合には、過保湿状態になり、かえってバリア機能が損なわれてしまう。具体的には、おむつ皮膚炎、手袋を長時間にわたり装着した場合に生じる皮膚炎などを挙げることができる。これらの病態では皮膚表面からの水分蒸散が抑制され、角層水分量が過度に高くなっている。角層は多量の水分を含むことが可能であるが、角層細胞内の水分量が増加するとまず角層細胞が膨潤した状態になる。さらに水分量が上昇すると、角層細胞間脂質のラメラ層間が開裂し、いわゆる water pool が形成されるようになる。この状態では、角層のバリア機能は損なわれた状態になり、水分の出入りのみならず、様々な化学物質や異物などの出入りも容易になってしまう。おむつ皮膚炎においては、おむつ内の湿潤した環境により角層バリア機能が低下し、糞尿中の刺激物質や雑菌が皮膚内に侵入して炎症を起こしてしまっている。したがって、保湿ケアにも適切な程度があり、過ぎたるはなお及ばざるが如し、である。

●経皮吸収制御とドラッグデリバリー

皮膚のバリア機能は、生体防御的には異物の侵入を防御するという重要な役割であるが、逆に都合の悪いケースもある。すなわち、ある薬効成分を皮膚局所に送達する場合には、経皮適用がしばしば用いられるが、角層のバリアが送達効率を下げてしまう。経験的には、閉塞密封療法（occlusive dressing technique, ODT）のように、製剤塗布の際に皮膚に閉塞塗布を行なうことで、薬効成分の皮膚への移行を促進する方法が知られている。これは、前述の過保湿状態を人工的に作り出しバリア機能を低下させた状態を利用しているものである。

また、経皮吸収促進剤もいくつか開発されているが、一部には角層細胞間脂質の結晶構造に作用して、そのタイトなバリア機能を緩和する働きをするものもある。これらの技術は医薬品に限定されるものではなく、化粧品においても有効成分の皮膚への送達をより効率良く行なうための技術として活用されるべきで、角層バリア機能の選択的なコントロールはこれからも重要な技術課題の一つであろう。

9　おわりに

本章では、皮膚の構造と機能について、特に化粧品との関わりが深い事項に焦点を当てて解説した。肌を美しく保つためには様々なアプローチが考えられるが、多くのユーザーが使う化粧品であれば、皮膚表面に位置する角層を健やかに保つことがその対象となる。

一方で、様々な施術や医療であれば、生きている表皮やさらに深部の真皮や皮下組織までがその対象となり得る。現行の薬事規制では一定の制約を受けることになるが、新たなアプローチにより皮膚の複雑な仕組みがより詳細に解明され、化粧品科学の追究により、さらに皮膚を健やかに保つ手段が開発されることを期待したい。

第2章

分子レベルの構造情報に基づく角層のバリアー機能の解明

八田一郎

1　はじめに

化粧品や経皮吸収薬剤の分野では高い効果をもたらす分子や高い機能を持つナノパーティクルが出現し、それらの皮膚への効果・影響について分子レベルでの検証が求められている。そのためには、分子レベルで角層内の構造を明らかにし、それに基づいて物質と角層の相互作用機構を解明することが望まれる。それらの作用機構を *in vivo* 測定により明らかにすることは難しい。したがって、皮膚を切開し、採取し、処理して得た角層においてX線回折実験を行なって分子レベルで構造を明らかにし、さらに角層と化粧品や経皮吸収薬剤の相互作用を分子レベルで解明することから始める。

2　X線回折実験

生物学研究における二十世紀の最大の成果の一つは、DNAのX線構造解析であろう。その後、生物学は飛躍的に発展している。規則構造を持つDNA上の原子位置を解き、それに基づき遺伝子の役割を明らかにし、その操作・改変へと発展を遂げている。生物には多くの規則構造が存在し、それを解くことによって研究が一段と進む。

タンパク質を例として取り上げると、ポリペプチドが形成する規則構造であるαヘリックス構造やβシート構造はタンパク質の基本骨格を形成している。さらに、タンパク質を並べて作った結晶の構造解析より、タンパク質上の原子の位置を決めることができる。その結果によりタンパク質の持つ機能を構造に基づき解析できる。大きなサイズの規則構造としては、筋肉中の筋原線維がある。X線構造解析により求まるタンパク質集合体から成るアクチンフィラメントとミオシンフィラメントの構造に基づき、筋収縮の動的振舞を分子レベルで論ずることができる。

生体膜を形成するリン脂質2分子膜は、両親媒性リン脂質分子集合体から成る。リン脂質分子は水中で親水性頭部を水側に向け並び、疎水性の炭化水素鎖部を反対側に向け並んで1分子膜を形成する。相対して同様の1分子膜の疎水性側を貼り合わせ膜の中心で折り返して2分子膜が形成される。水中で親水部と疎水部を持つリン脂質分子がこのようにして自発的に組織化し、リン脂質2分子膜を形成する。さらに、リン脂質2分子膜と水層が交互に積み重なってラメラ構造を形成する。このような脂質分子集合体について詳細なX線回折実験が行なわれており、ラメラ構造の周期および炭化水素鎖の充てん構造の格子定数が測定されている。脂質分子集合体ではX線回折実験で観測が難しい乱れた構造が背後に隠れていて、そ

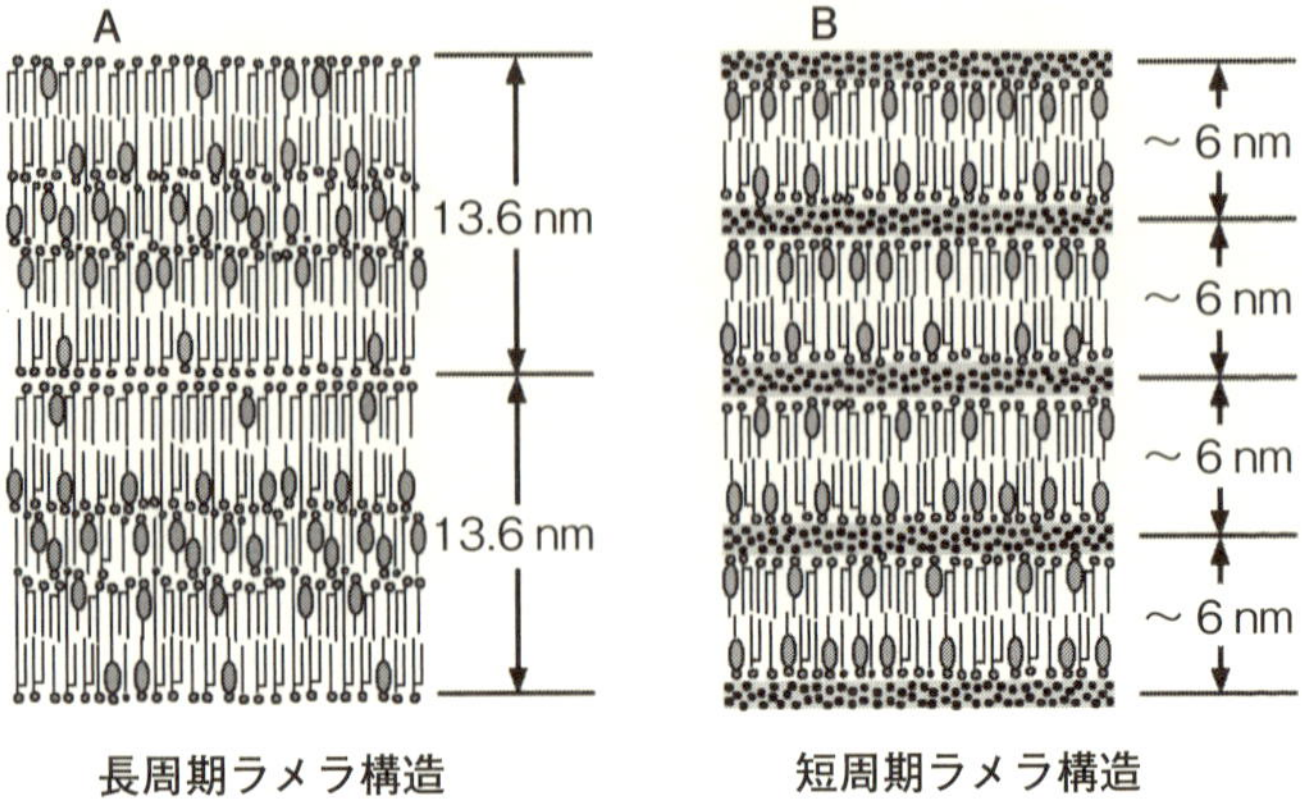

図 2-1　A 長周期ラメラ構造、B 短周期ラメラ構造

れが機能発現において重要な役割を果たしていることもあり得る。いずれにしても、まずは分子レベルで解ける構造の解析から始める以外にない。

原子・分子の周期構造があると、X線回折実験により格子定数（周期構造の繰返し間隔：面間隔）dを求めることができる。後で詳しく説明するように、X線回折実験結果を解析することにより角層中の細胞間脂質（セラミド、脂肪酸、コレステロールなどから成る）が形成するラメラ構造の存在が明らかにされている。

模式的に図2-1AおよびBに示すように、細胞間脂質は長周期ラメラ構造と短周期ラメラ構造をとる。ラメラ周期の方向と直交する面内には、炭化水素鎖が並んだ充てん構造がある。図2-2A、B、Cに示すように直方晶、六方晶、液体状態がある。哺乳動物では細胞間脂質が形成する構造は

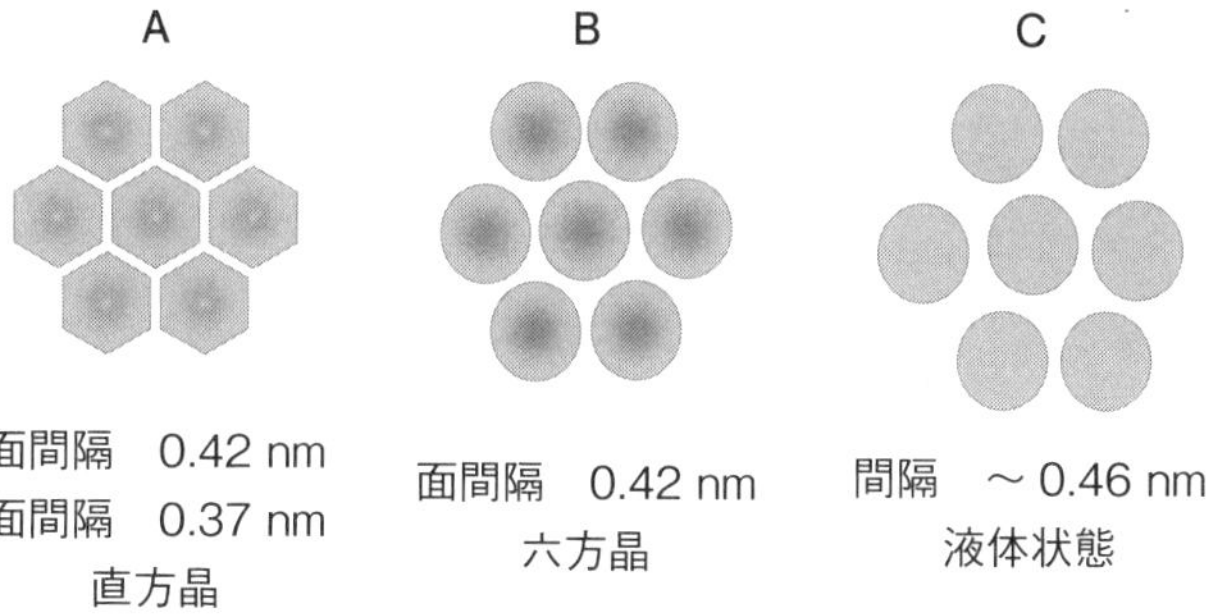

図 2-2　A 直方晶、B 六方晶、C 液体状態

ほぼ同等であり、格子定数もほぼ同じである。図2−1には示していないが、乱れたラメラ構造も当然存在する。これらの周期構造から成る格子面にX線が入射すると、反射しブラッグ角２θ_Bを満たす方向に回折ピークが現れる。これはブラッグ条件と呼ばれ、ブラッグ角と格子定数（面間隔）の間には

$$2\,d\sin(2\,\theta_B/2) = n\lambda$$

の関係がある。ここでλはX線の波長、nは整数である。X線回折実験では、散乱強度は入射線からの角度の関数として観測される。この角度２θは散乱ベクトルSと次のような関係にある。

$$S = (2/\lambda)\sin(2\,\theta/2)$$

回折ピークが現れる方向の散乱ベクトルは、ブラッグ条件で与えられる。１次反射の回折ピーク位置（n = 1）のSは、格子定数dの逆数になる。散乱ベクトルの他の表し方もあるが、ここでは回折ピーク位置の逆数が格子定数と

なり分かりやすいということからSを用いて説明する。ところで、X線回折実験では秩序化した構造と比べ液体状態の構造は検出され難く、液体状態の存在が見落とされる場合がある。角層のX線回折像から、角層中で各種の構造が明らかにできる。しかし、その研究は案外少なく、限られた分子レベルの構造に基づく知見から機能が論じられている場合が多々ある。ゆえに、場合によっては誤った議論が行なわれていることがある。例えば、リン脂質2分子膜の構造に倣って、角層中の細胞間脂質のすべてのラメラ構造間に水層があると仮定して議論が行なわれる場合がある。一方、Bouwstraら（1991）は角層中の長周期ラメラ構造と短周期ラメラ構造中には水層がないと指摘しており、それに基づいた議論がされる場合もある。これらについては後で触れるが、実は両方とも正しくない。

3　角層中の水の振舞

生きているヒト角層の状態を評価する時の指標として経皮水分蒸散量（TEWL）がある。肌の状態が悪くバリアー機能が低い程、水分蒸散量が大きくなる。また、皮膚角層中の水分量の分布を調べる有力な方法として、共焦点ラマン顕微鏡観察がある。皮膚の深さ方向の水分量を求めることができる。

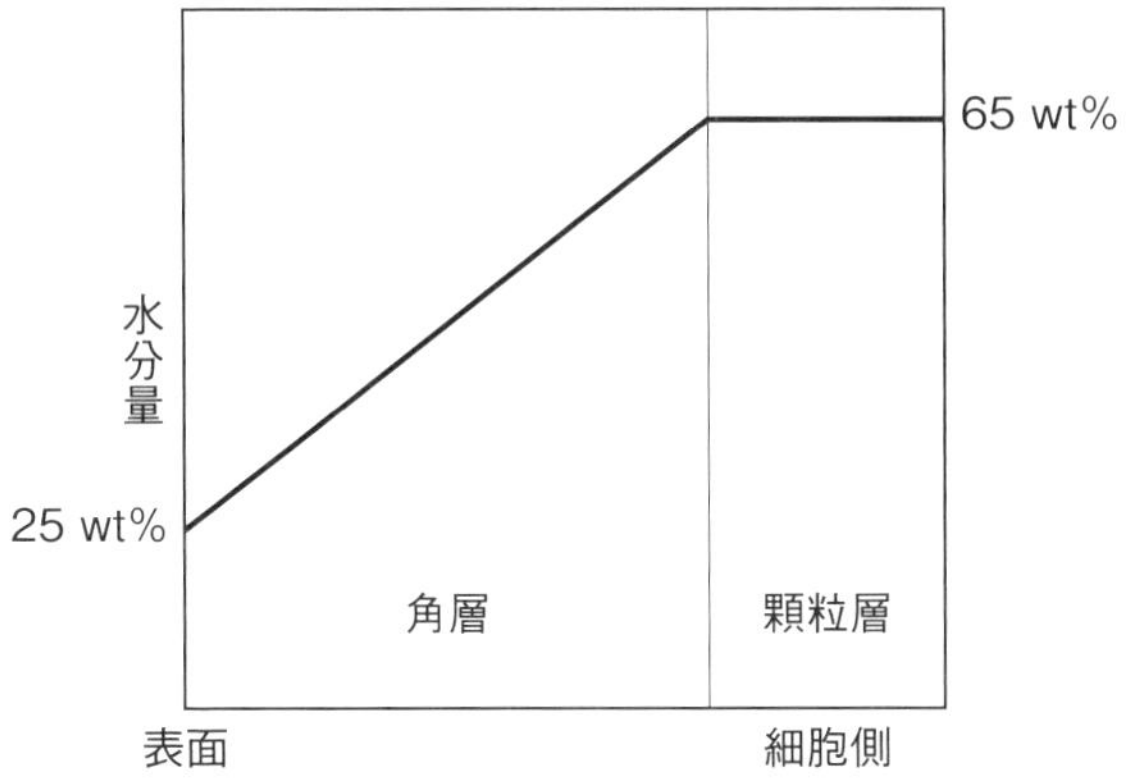

図2-3　角層中の水分量勾配

模式的に図2-3に示すように、正常な状態の皮膚表面では水分量が25%、深部の顆粒層付近では65%に達し飽和する。水分量65%は体内の水分量に近く、皮膚角層中では水分量の大きな勾配を生じている。皮膚表面に水を塗布すると表面付近の水分量は急激に増加するが、数分で元の25%の状態に戻ることが報告されている（Egawa & Kajikawa, 2009）。共焦点ラマン顕微鏡により観測される水分量は、直線的ではなくS字型曲線を示す。これは皮膚表面付近に凸凹があり、角層と顆粒層の間も平坦でない等の原因によるためであろう。筆者は皮膚表面に外挿した水分量25%が角層中の水分量を一定に保つ上で重要な役割を果たしていると考えている。

正常な皮膚では、外界条件の変動にかかわらず皮膚表面の水分量が25%に保たれている。その機構の解明は重要な課題である。分子レベルでの角層中の水の振舞を知る有力な方法の一つは、X線散乱（回折）実験である。我々はヘアレスマウス角層で水分量を変えて小角X線散乱実験を行なった。その結果を図2-4に示す。散乱像は水分量とともに少しずつ上にずらして描いてある。下から上に向かって水分量0%、12%、21%、35%、50%、70%、80%の順に示してある。長周期ラメラ構造による回折ピークは、白抜矢印で示すように1次反射（$S=1/d_L$）から5次（$S=5/d_L$）まで観測されている。短周期ラメラ構造による回折ピークは、灰色矢印で示すように1次（$S=1/d_S$）と2次（$S=2/d_S$）が観測されている。図中四角で囲んだ散乱ベクトル$S=0.15$ nm^{-1}辺りの長周期ラメラ

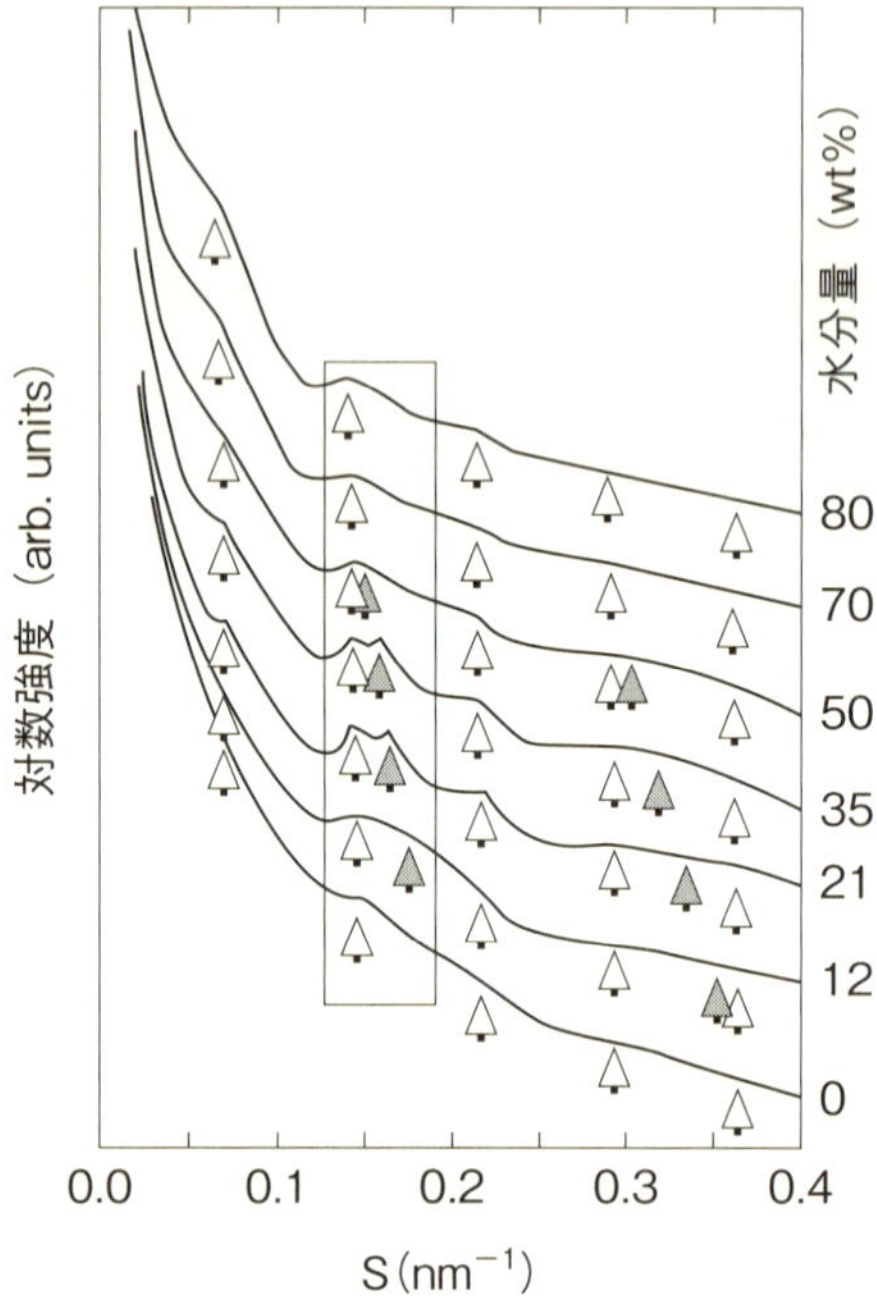

図2-4　角層中の水分量による小角X線散乱像の変化

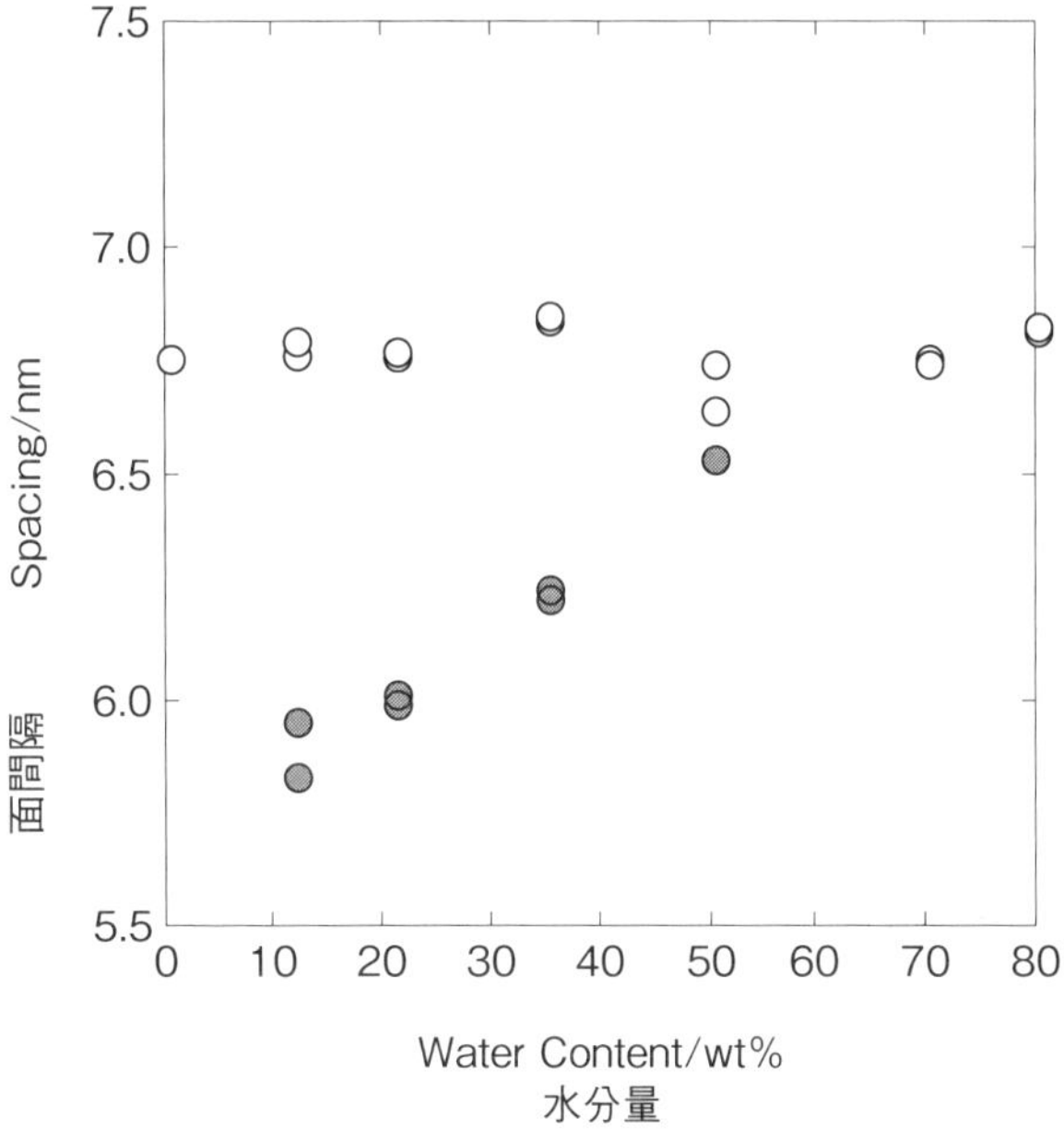

図 2-5　長周期ラメラ構造と短周期ラメラ構造の周期の水分量依存性

構造の２次反射と短周期ラメラ構造の１次反射のピークに着目すると、長周期ラメラ構造のピーク位置は水分量とともにほとんど変化しない。一方、短周期ラメラ構造のピーク位置は、水分量の増加とともに小角側に移動している(Ohta et al., ２００３)。

図２-５に我々の実験から得た長周期ラメラ構造の間隔 d_L ／２(13.６／２ nm）と短周期ラメラ構造の間隔 d_S の水分量依存性を示す。短周期ラメラ構造は水分量の増加とともにほぼ線形に膨潤する。これ

は、前述したヒト角層では短周期ラメラ構造のピーク位置は変わらないとするBouwstraら（1991）の説とは異なっている。我々はヒト角層において小角X線散乱の詳細な実験を行ない、その結果の解析により、ヒトでも短周期ラメラ構造が水分量とともに膨潤することを明らかにした。膨潤の大きさは観測される限りでほぼ1.5nmになり、一周期の二割弱に達する。この現象は重水を用いたヒト角層における小角中性子散乱でも観測されている。重水を用いるのは、水が形成する構造を強調して検出できるからである。この観測は、短周期ラメラ構造の層間には図2-1Bで模式的に示したように水層が周期的に入っていることを支持している（図中、水分子を黒点で示す）。一方、ピークの鋭さに着目すると、水分量25％辺りで鋭くなっている。このことから25％で秩序性の高い構造が形成され、構造が安定化すると考えられる。ここでは詳しくは述べないが、長周期ラメラ構造で顕著な膨潤は起きないが水分量25％辺りで回折ピークが鋭くなることが知られている。我々はこの現象は皮膚を健康に保つ恒常性に寄与していると考えている。

一方、熱測定（DSC）によれば、角層中では水分量25％までは結合水として存在する。それ以上の水は自由水として、角層細胞中あるいは細胞間脂質中に水のプールとして存在する。水分量25％までは角層中のほとんどの水は角層細胞中に結合水としてある。短周期ラメラ構造の水層中にある結合水は、これと比べて遥かに少ない。また、角層細胞中には保湿におい

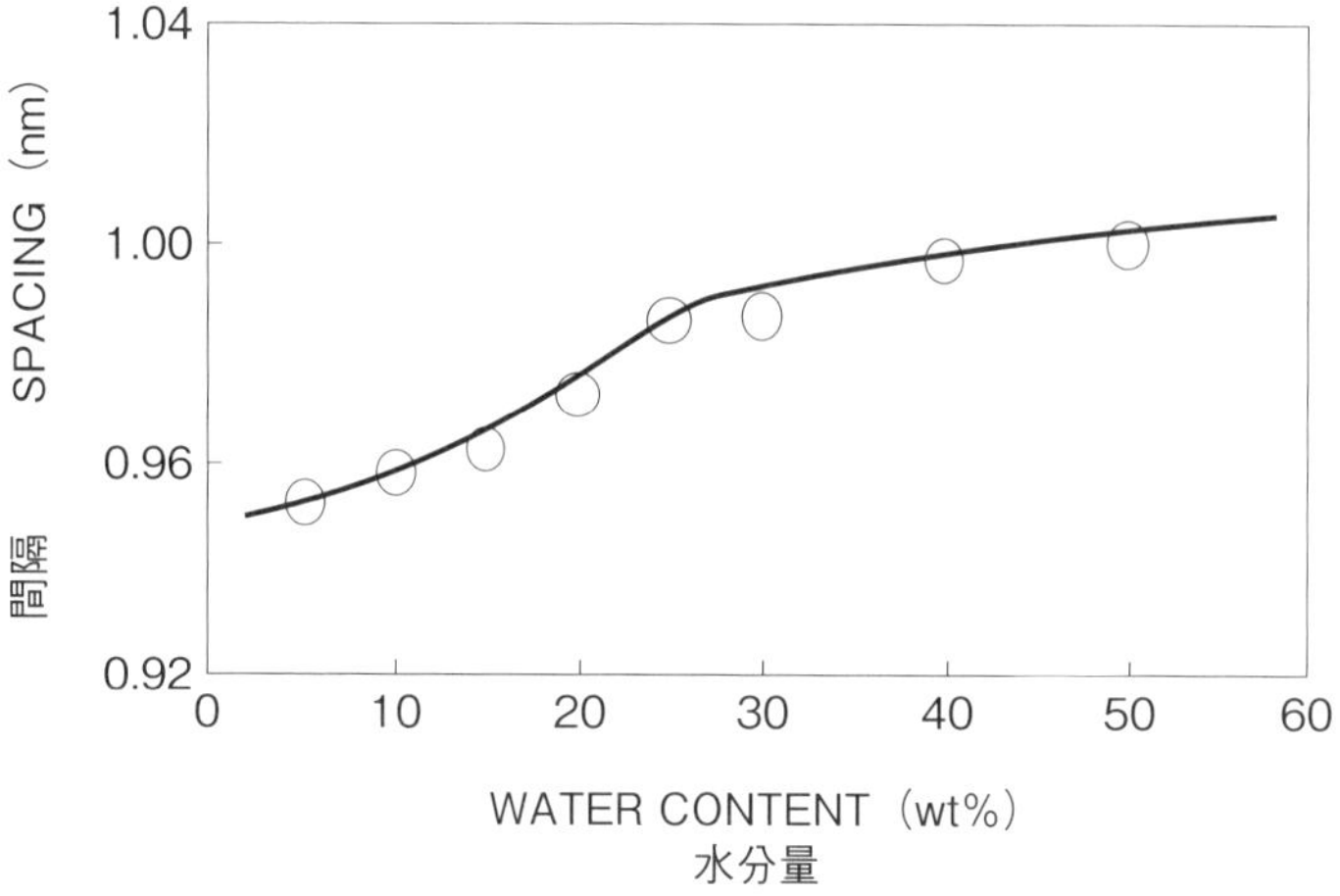

図２-６　ソフトケラチン繊維の間隔の水分量依存性

て重要な役割を果たす天然保湿因子（ＮＭＦ）がある。さらに、角層細胞中にはソフトケラチンがあり、ソフトケラチン繊維により形成されるロッドドメインの両端に可変領域がある。ＮＭＦはこの部分と強く相互作用していると言われている。したがって、短周期ラメラ構造に加えて、ソフトケラチンに由来する$S \approx 1\,nm^{-1}$に観測されるブロードなピークに対する水の影響に着目すべきである。我々が測定したこのピークの水分量依存性を図２-６に示す。間隔は水分量とともに増加し、約25％付近からはなだらかに増加する。これは結合水の状態から自由水が付け加わった状態に変わったことによりＮＭＦの役割が変化したことを示唆する。また、自由水が付け加わることにより、角層細胞が厚くなるととも

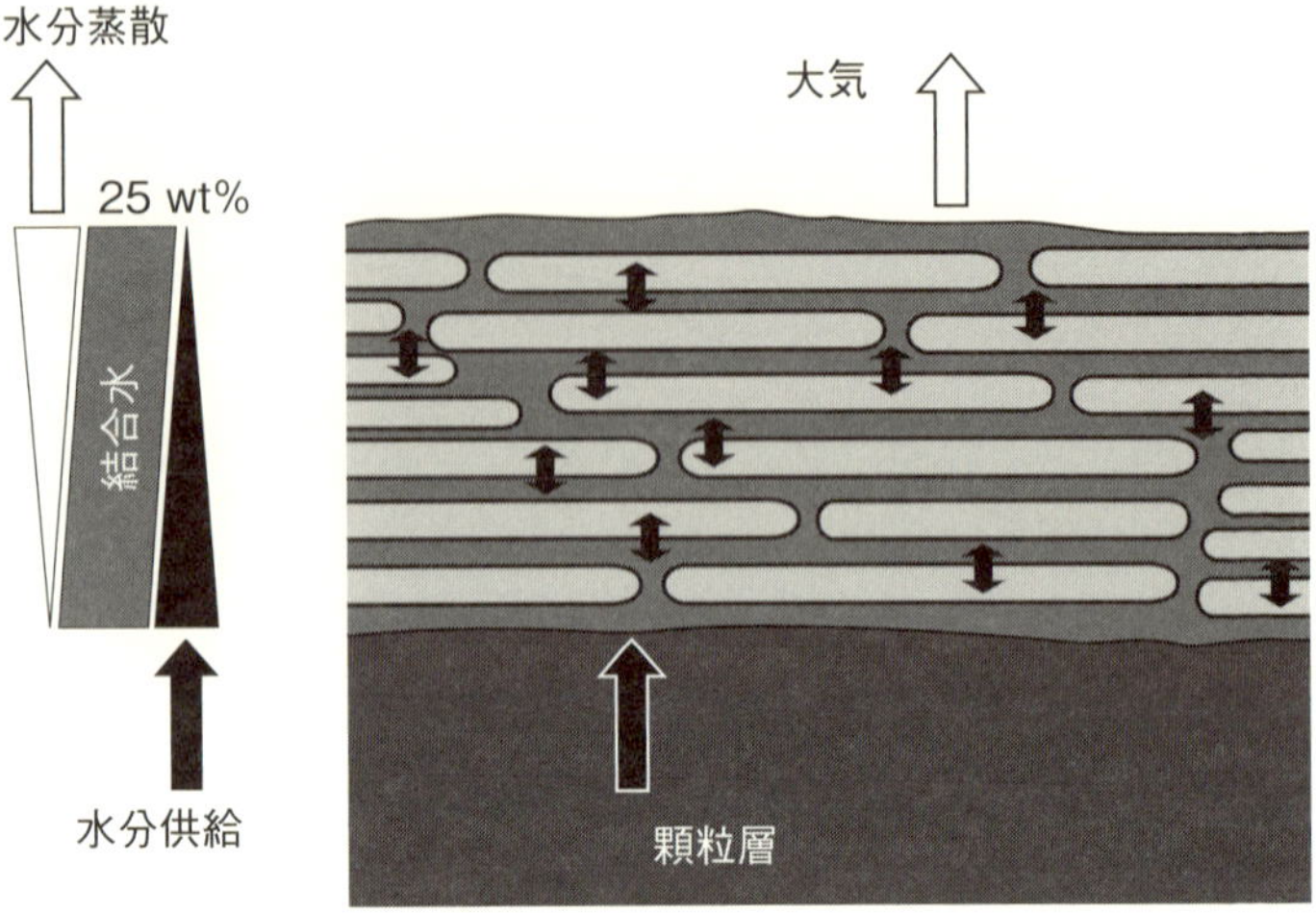

図 2-7　角層中の水分量変化のモデル

に、水のプールが出現し、水分量25％での角層細胞の厚さの四倍にも達することが分かっている。

以上のことから、角層細胞は角層中の水分を蓄える役割を果たしており、一方、短周期ラメラ構造は水分量25％で構造が安定化し、それから外れると水分量を25％に戻すように制御する役割を果たしていると考えられる。これと呼応して、水分量25％までは結合水として存在することで水分量制御の役割を担っていると考えられる。角層内では水分量は図2-3に示すような勾配を持っており、模式的に図2-7に示すように顆粒層側から絶えず水分が補給されている。水分の一部は結合水として蓄えられ一部は自由水として存在し、角層表面に近づくにつれて自由水は減少し、それに従って水分量は減少して角層表面では水分量25％に達し、ほぼ結合水として存在する。皮膚表面では角層に供給された水と同じ量の水が大気中へ蒸散しており、角層中の水は絶えず結合解離を繰り返す非平衡定常状態にある。

4　薬や化粧品の角層中透過

薬や化粧品が皮膚表面に塗布され角層中に浸透する時に、細胞間脂質透過と経角層細胞透過の二つの透過経路がある。ものの本によると「経角層細胞透過よりむしろ細胞間脂質透過のほうが重要である」と記されている。〝油〟から成る細胞間脂質部が分子とくに脂溶性分子の透過経路になっており、細胞間脂質部の炭化水素鎖の充てんが疎の領域を透過するというのは自然な考え方であろう。角層の広角X線回折実験では、図２-２AとBに示すように炭化水素鎖の充てん構造の直方晶と六方晶が観測されている。どちらかと言えば前者が密で、後者が疎である。アトピー性皮膚炎患者の角層の電子線回折では、正常な角層と比べて後者の割合が多いとの報告がある。また、角層の温度を上げると39℃で直方晶から六方晶へ転移する。薬の透過の実験では、この温度を超えると透過率が上がるとの報告がある。しかし、これらの報告は図２-２Cで示す乱れた構造の存在を考慮していない。この点から二つの問題が惹起する。

一つは、炭化水素鎖の直方晶および六方晶のX線回折の鋭いピークと比べて液体状態のピークはブロードで検出し難いことから液体状態の存在を無視していることによる。このことは、ブロードなピークは $S \approx 2.2\ nm^{-1}$（間隔０．４６nm辺りに相当）に現れるが、この辺りに現れるソフトケラチンに由来するピークと重なった二つのブロードなピークの分離が難しいことによっている。これに関連して、Doucetら（２０１４）の広角X線散乱による結晶化度の解析により、室温での液体状態の割合が約80％に達することが指摘されている。これは炭化水素鎖の充てん密度を指標として透過率を考える際に、液体状態の存在が無視できないことを示唆している。

もう一つは、透過率の温度変化についての解釈である。温度を上げた時に透過率が上がるのは、六方晶が現れ、これにより透過率が増大するからだという説明がある。一方、元々室温付近で存在した六方晶は温度を上げると液晶状態になることが指摘されており、もしそうだとすると透過率が上がるのはこの液晶状態が出現したことによるのかもしれない。またさらに、室温の六方晶と39℃以上で現れる高温六方晶が連続的につながっているとする考え方があるが、室温六方晶の格子定数より高温六方晶の格子定数が1％程度小さく熱収縮が起こっていることになる。一般に熱収縮が起こり難い現象なので、二つの六方晶はもともと別のドメインに属す独立したものと考えたほうが良い。さらに、六方晶の割合が増加すると透過率が上がるということは、生体膜（リン脂質膜）でのゲル相（六方晶に相当する）では物質透過が起こり難いという従来の確立された概念とは相容れない。

このような訳で、炭化水素鎖の充てん密度を透過率の指標とする際に、六方晶と直方晶の割合を準拠とする場合には単なる充てん密度の違いだけで考えるべきではない。六方晶と直方晶の役割を論ずる際には、それらを構成する分子が持つ特性を考慮しなければならないだろう。いずれの場合も、もはや液体状態の存在を無視できない状況にある。

一方、細胞間脂質が形成するラメラ構造も薬や化粧品の透過に関わっている。「３　角層中の水の振舞」で述べたように、顆粒層から角層表面へ水分子が抜ける経路が存在し、それには水層を持つ短周期ラメラ構造が関わっているはずである。水・エタノール混合液を角層に作用して小角X線散乱像を観測したところ、エタノール濃度により短周期ラメラ構造の周期とソフトケラチン由来の間隔がそれぞれ特徴的な振舞をしている（Horita et al., ２０１５）。水溶性分子の透過において経角層細胞透過が重要な役割を果たしていることを示唆している。これは従来の定説とは異なり、水溶性物質が角層表面から浸透する経角層細胞透過があることを意味する。

一方、長周期ラメラ構造は別の役割を果たしている。Bouwstraら（２００１）は長周期

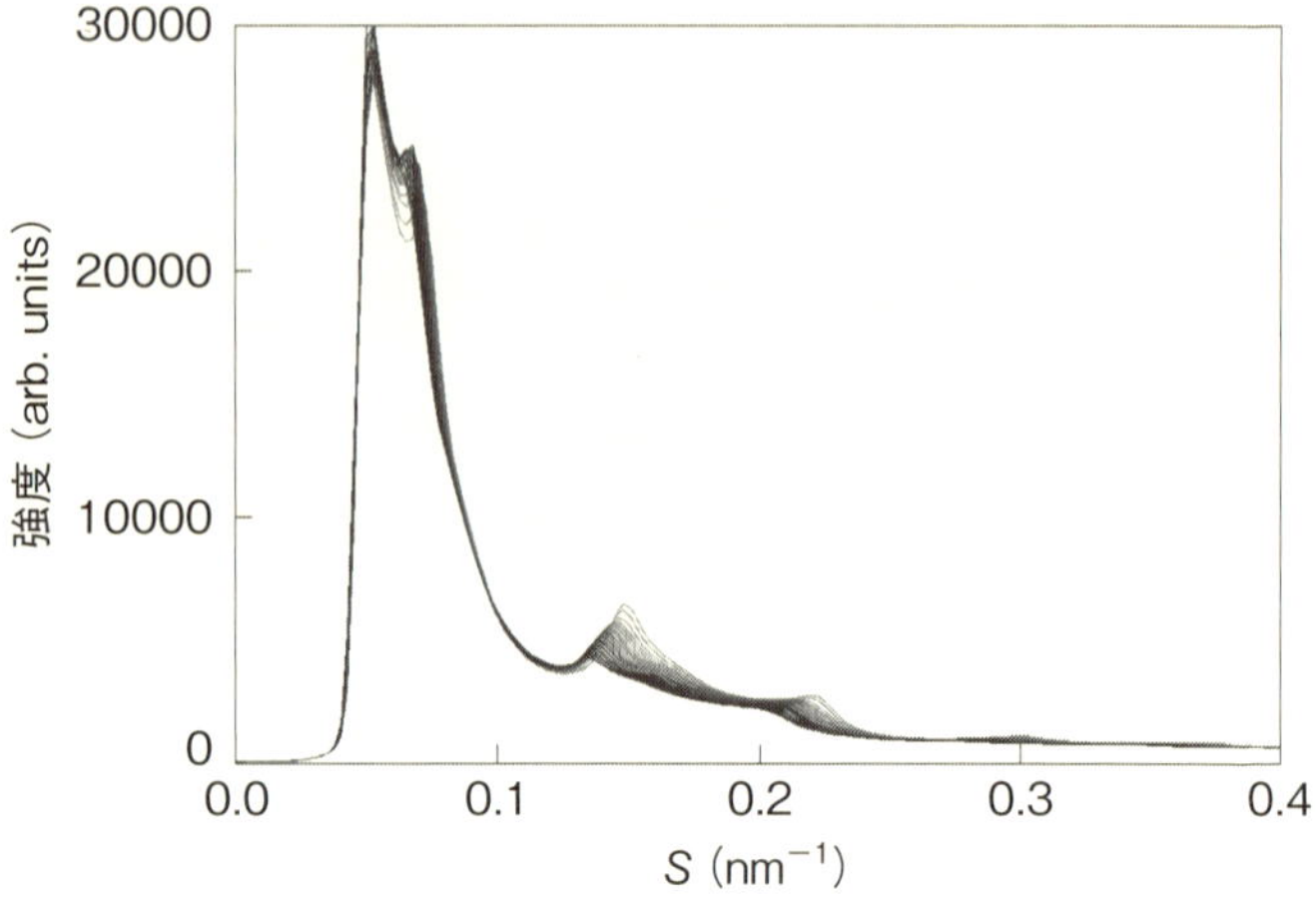

図 2-8　リモネンを作用したときの角層の小角 X 線散乱像の変化

ラメラ構造中の一周期が広狭広の三層から成っており（図2-1A参照）、中間の狭い層は乱れた構造を持ち、物質の透過の際にその層が重要な役割を果たしているという説を唱えている。我々が脂溶性のリモネンを角層に作用して小角X線散乱実験を行なった結果を図2-8に示す（$S < 0.06\ nm^{-1}$ はビームストップにより遮られ散乱像が観測されない部分である）(Hatta et al., 2010)。長周期ラメラ構造の回折ピークは1次（初期値 $S = 0.074\ nm^{-1}$）から5次（初期値 $S = 0.370\ nm^{-1}$）反射まで観測されている。いずれのピークもリモネンの浸透とともに小角側に移動している。これは図2-1Aのラメラ周期が時間とともに膨潤していることを意味する（強度についてはX線回析像の解析における

位相の問題があるのでここでは詳しく触れない）。これは三層構造の中間の狭い乱れた層中をリモネンが透過することを支持している。すなわち，脂溶性の小さい分子が乱れた層中に浸透するための細胞間脂質透過経路が存在することを示唆する。

以上の結果をもとに描いた細胞間脂質透過と経角層細胞透過のモデルをそれぞれ図2-9A，Bに示す。いわゆる細胞間脂質透過経路については図2-9Aに示すように，脂溶性分子は乱れた炭化水素鎖の充てん領域から浸透し，長周期ラメラ構造中の乱れた層を経由し，おそらく親油性物質から成るプールを通り，顆粒層に到達すると考えられる。一方，経角層細胞透過経路については図2-9Bに示すように，水溶性分子は浸透圧により乱れた炭化水素鎖の充てん領域から浸透し，短周期ラメラ構造の水層を経由し，あるものは角層細胞中を通り，またあるものは水・親水性物質から成るプールを通り，顆粒層に到達すると考えられる。

前に述べたDoucetらの炭化水素鎖の液体状態の割合について一言付け加える。彼らの解析には多少問題がある。彼らはクロロホルム・メタノールにより，液体状態，六方晶および直方晶のドメインにある細胞間脂質が一様に抽出されると仮定している。この点に言及するために，我々は角層にエタノールを作用して液晶状態の割合を見積もることを試みた（Hatta et al., 2017）。エタノールを角層に作用すると，六方晶および直方晶のドメインにある細

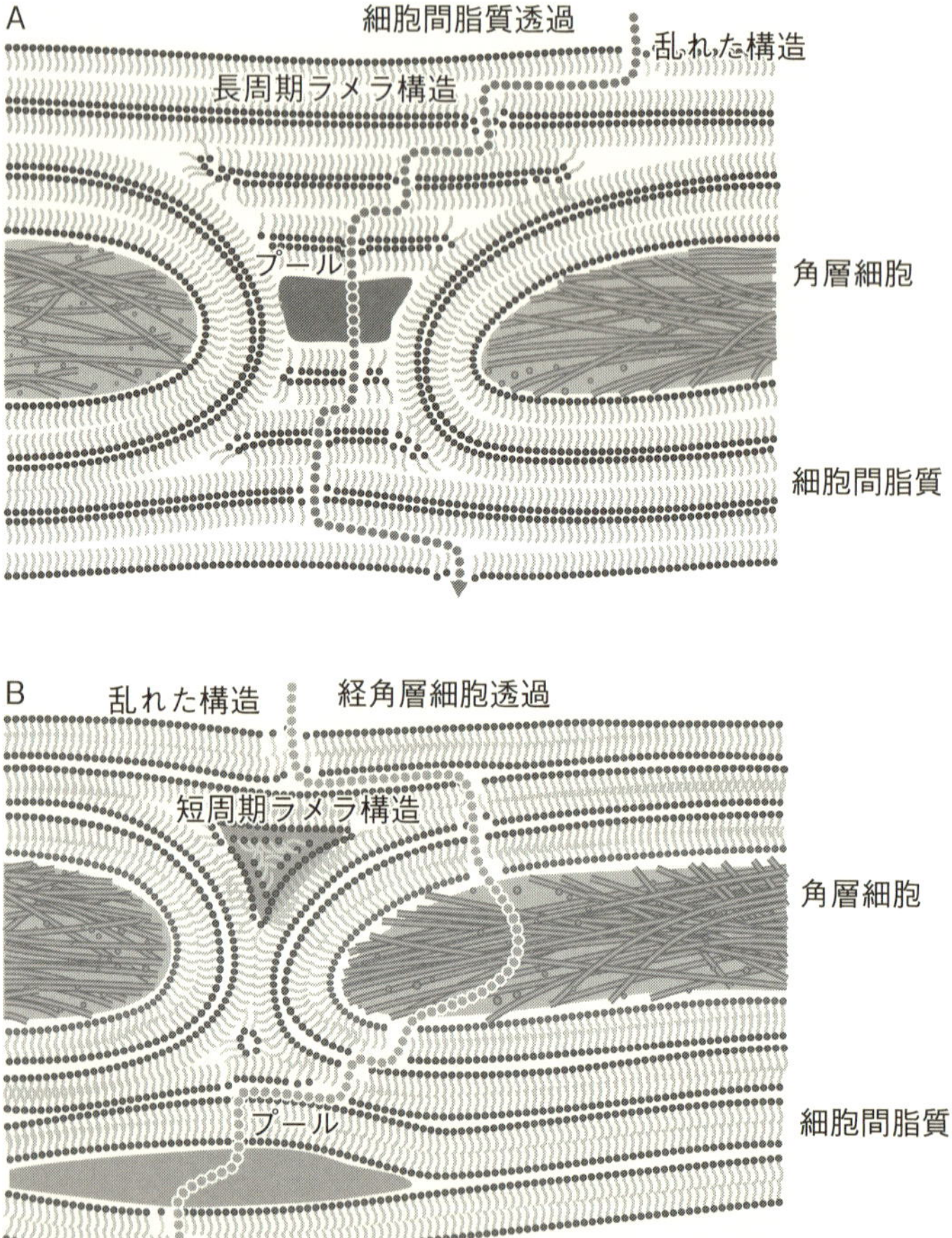

図 2-9　A 細胞間脂質透過経路のモデル、B 経角層細胞透過経路のモデル

胞間脂質は溶解せず液体状態の細胞間脂質のみが溶解する現象を見つけた。その結果得られたX線散乱像の振舞から約50％以上の細胞間脂質が液体状態にあることが分かった。細胞間脂質中のセラミド、脂肪酸、コレステロールの分子量の平均はほぼ５００ダルトンであることから、５００ダルトン以下の脂溶性粒子は乱れた網目状の液体状態のドメイン内を容易に拡散し、５００ダルトン以上になると粒子の平均径に逆比例して拡散係数が小さくなるので拡散し難くなると推論した。最近では、ベシクルやナノパーティクルなどの分子量５００ダルトンより１０００倍以上の大きさの物質が薬剤の角層浸透に関わることが報告されている(Uchino et al.)。これには本章で取り上げた炭化水鎖の乱れた充てん構造や乱れたラメラ構造が重要な役割を果たしているかもしれない。また、ここでは取り上げなかった皮膚表面が重要な役割を果たしていることも考えられる。

ところで、筆者がこの分野の研究に関わるようになったおおもとは、細胞間脂質にコレステロールが30％も入っており、その役割を明らかにしたいということにあった。炭化水素鎖とは形が異なり大きいコレステロールが構造を乱すばかりでなく安定化することによって、高度な機能がもたらされると考えられる。生体中のいろいろな場所に現れるコレステロール濃度の濃い領域の役割を明らかにすることは、重要な課題であろう。

5　おわりに

皮膚表面にある非常に薄い膜から成る皮膚角層がバリアー機能を担っている。その機能を分子レベルの証拠に基づいて明らかにすることは、化粧品や医薬品の開発において重要な課題であろう。角層内に浸透する保湿剤の開発では、本章で取り上げた短周期ラメラ構造やソフトケラチン繊維に着目することによって、保湿剤の効果の分子レベルの解明に寄与できることを期待したい。また、いわゆるあれ肌に対して化粧品塗布によってもたらされる改善効果を分子レベルで明らかにすることを期待したい。これでは長周期ラメラ構造が担う恒常性が重要な役割を果たしていることが推測される。ここでは通常あまり着目されていない炭化水素鎖やラメラ構造の乱れた状態を取り上げた。今日では、医薬品や化粧品を皮膚に塗布した時に皮膚界面で起こっている現象を分子レベルで解明することが課題である。また、マクロな実験で指摘されているナノパーティクルの角層への浸透を分子レベルで明らかにすることも喫緊の課題である。これらでは皮膚表面で起こっている現象の解明が重要である。

参考文献

J. A. Bouwstra et al., J. Invest. Dermatol. 97（1991）1005.
M. Egawa & T. Kajikawa, Skin Res. Tech. 15（2009）242.
N. Ohta et al., Chem. Phys. Lipids 123（2003）1.
J. Doucet et al., J. Lipid Res. 55（2014）2380.
D. Horita et al., Biochim. Biophys. Acta 1848（2015）1196.
J. A. Bouwstra et al., J. Lipid Res. 42（2001）1759.
I. Hatta et al., Chem. Phys. Lipids 163（2010）381.
I. Hatta et al., Pharmaceutics 9（2017）26（1–9）.
T. Uchino et al., Int. J. Pharm. 521（2017）222.

第 3 章

皮膚の脂質

内田良一

1　緒言

皮膚は、表皮、真皮と皮下組織（脂肪組織、皮脂腺、爪、汗腺と毛組織）から構成される複合組織で、生体重量にして約16％を占める最大臓器である。脂質はタンパク質とともに、それら皮膚組織の細胞と細胞小胞器官（ミトコンドリア、核、ゴルジ装置、小胞体、リソゾームなど）を覆う膜を構築している。

このような膜を形成する構造的機能とともに、ある種の脂質は、細胞の増殖、分化、細胞死や細胞の移動性を調節する伝達（メディエーター）としての働きも持つ。体内の皮膚以外の組織においても、脂質はこれら二つの機能を担っているが、表皮、皮脂腺、および脂肪組織に含まれるある種の脂質は、皮膚固有の役割を果たしている。

すでに、脂質並びに皮膚の脂質に関する成書や総説は多く刊行されている。また、化粧品の多くは表皮を対象としていることから、本章では、表皮、皮脂腺と脂肪組織の脂質を中心に、皮膚の脂質と脂質原料の化粧品への利用について記述する。脂質素材を有効成分として利用した化粧品の開発にあたり、消費者に訴求する商品技術情報に十分な科学的根拠があるのかを検証する参考になるよう、本章の各項において、現時点で実験的に証明されていない点についても解説した。

2　皮膚の脂質

脂質は、脂肪酸、グリセロ脂質、スフィンゴ脂質、ワックスとステロールに大分類される。これらすべての脂質は皮膚に含まれている。古くからの脂質の定義は、水に溶けない物質とされていたが、ある種の脂質は水にも溶け、逆に極性の低い溶媒に溶けない。

2－1　皮脂腺の脂質

皮脂腺は分泌組織で、皮脂を皮膚表面に分泌する。皮脂腺は足底と手掌以外の全身の皮膚に存在する。皮脂は汗腺由来の汗とともに、皮膚の表面を覆い、皮膚を保護していると考えられる。また、皮脂に含まれる脂肪酸は、酸性化に寄与し、抗菌作用を示す。

皮膚科成書や美容解説では、皮膚表面を覆う皮脂を皮脂膜と呼称している。しかし、皮脂膜に対応する英名はなく、また、比較的最近編集された皮膚科成書で皮脂膜の呼称は使われていない。皮表脂質とするのが妥当である。皮脂の分泌が多いと、いわゆる脂性肌となる。尋常性痤瘡（面皰、アクネ症）では皮脂の過剰な産生と分泌が症状を悪化させる[1]。過剰な男性ホルモン作用がその原因の一つとなっている[2]。

また、皮脂の過剰分泌は、頭部脂漏性皮膚炎のもとである頭部粃糠疹《ひこうしん》（フケ症）を発症させ、さらに病状を悪化させる。頭皮常在菌のマラセチア種が健常人と頭部粃糠疹患者で違うことが報告されている[3)4]。マラセチアはトリグリセリドを分解するリパーゼを産生し、過剰な遊離脂肪酸を生成し、炎症を起こさせる[3)4]。

トリグリセリド、ワックスエステル、スクワレンと遊離脂肪酸が皮脂の主要な成分である。遊離脂肪酸とトリグリセリドの主要なエステル化脂肪酸は、炭素鎖長14と16の飽和脂肪酸（各々ミリスチン酸、パルミチン酸）である。アクネ症では、必須脂肪酸のリノール酸（C18：2）が減少している[5]。しかし、リノール酸の減少原因と、その減少がアクネ発症や進行に如何に寄与しているのかは明らかではない。

スクワレンは、6つのイソプレン（6つの不飽和結合を持つ炭素鎖30）から構成されるトリテルペン脂質である。スクワレンは、サメの肝臓や植物に豊富に含まれるが、皮脂腺においても活発に生合成されている。健康補助食品の肝油にスクワレンは高度不飽和脂肪酸とともに含まれている。また、スクワレン単独で、健康補助食品としても販売されている。

しかし、国立健康・栄養研究所の刊行資料（http://hfnet.nih.go.jp/contents/detail568.

html）によれば、スクワレンの有効性証明はなされていないとされている。スクワレンは、物性的に潤滑性に富み、また無色であることから化粧品原料基剤として使われている。一方、不飽和結合に富むことから、紫外線などの酸化ストレスで容易に酸化する。しかし、皮脂として分泌された、あるいは、塗布されたスクワレンが日常の生活でどの程度酸化され、さらに、それが炎症をもたらすか否かは明らかでない。

２－２　皮下脂肪組織の脂質

皮下脂肪組織は、白色脂肪組織と鉄分に富み褐色味を帯びている褐色脂肪組織とに分類される。白色脂肪細胞は防熱作用を、褐色脂肪細胞は熱発生を、それぞれ主な役割としている。褐色細胞は、白色脂肪細胞に比べ、細胞に含まれるミトコンドリア数が多い。脂肪細胞を含め細胞内で、ミトコンドリアは電子伝達系に共役して起きる酸化的リン酸化でＡＴＰを産生する。一方、褐色脂肪細胞の一部のミトコンドリアは、脱共役タンパク質（Uncoupling protein［UCP］）により、酸化的リン酸化反応が脱共役を起こし、ＡＴＰの代わりに熱を発生する。白色脂肪組織は、皮下と内臓臓器周囲にある内臓脂肪に存在する。後者は、様々な生活習慣病の発症に関与している。脂肪細胞は、ホルモン様物質のアジポネクチン、レジスチン、レプチンなどのアジポカインを産生する。レジスチンは、筋肉細胞や肝臓細胞のインスリン抵抗性を起こす。また、白色脂肪細胞では、炎症性のサイトカインTNFαの産生能が高く、これが筋肉細胞のインスリン抵抗性を引き起こす。

トリグリセリドは脂肪細胞の主要な脂質である。パルミチン酸（C16：0）とオレイン酸（C18：1）が主要なエステル結合脂肪酸となる。リノール酸（C18：2）も含まれているが、主要な成分となっていない。

一方、表皮に含まれるトリグリセリドではリノール酸が主要成分となっている。食事から摂取する脂肪酸種が、トリグリセリドの脂肪酸組成に影響することがヒトあるいは実験動物での検討から明らかとなっている[6)7)]。しかし、脂肪酸種の違いが脂肪細胞の熱産生や防熱機能に影響するか否かは、明らかとなっていない。

2-3　表皮の脂質

2-3-1　表皮の構造

表皮は、皮内側より、基底層、有棘《ゆうきょく》層、顆粒層、角層の4つの層に分類される。表皮には、ケラチノサイト、メラノサイトと免疫系細胞（ランゲルハンス細胞、メルケル細胞、樹状細胞）が含まれるが、このうちケラチノサイトが全細胞の95％以上を占める。したがって、表皮の脂質はケラチノサイトの脂質を反映している。

ケラチノサイトは基底層で分裂し、分化により、構造的、代謝的、成分的に性状が変わり、有棘細胞、顆粒細胞、次いで、核が分解（脱核）し、角質細胞となる。角層には、脂質、タンパク質分解酵素が含まれ、脂質やタンパク質が分解されるが、新たな生合成は起きていない。

２−３−２　表皮の機能

外界環境と生体内環境とは全く異なる。生体内環境を維持するために、表皮は、物質の透過を両方向的（外来物質の透過と生体内成分の漏出）に防ぐ表皮透過バリア、抗酸化バリア、物理的バリア、抗菌バリアなど複数の防御壁（バリア）を備えている。

また、表皮は外界からの異物（微生物、化学物質）を排除するため、異物の認識と、それを排除する解毒（酸化・還元酵素、抱合体合成酵素など）と免疫機能を備える。さらに、表皮は外界からの刺激を認識する末梢神経を含む。また、ケラチノサイトは光受容体を発現しているが、概日リズム（サーカディアンリズム）を作る体内時計を制御しているかは明らかでない[8]。

表皮透過バリアは陸棲と水棲では異なり、また、陸棲の中でも哺乳類、鳥類と爬虫類では異なる。動物に限らず、植物の外皮（Cuticle）もバリア機能を担っている[9]。動物と植物のいずれの表皮透過バリアも脂質がバリアの中心的な役割を負っている。植物はワックスエステルとアルカン（炭化水素）がバリア脂質となる。これに対して、陸棲哺乳動物の場合、セラミド、コレステロールと遊離脂肪酸がバリアを形成している。脂質を含め、バリア構成成分は有核の顆粒層以下のケラチノサイトで産生され、特に顆粒層で産生が高まる。

角層細胞は、顆粒層以下の有核細胞と異なり、細胞は脂質二重層膜でなく、タンパク質が架橋し、化学的に、また、物理的に堅牢な角化不溶性膜で覆われている[10]。後述するように、角化不溶性膜の細胞間側面にω-ヒドロキシセラミドが共有結合している[11,12]。このような強靭な骨格が、物理的なバリアとして、外界の機械的な負荷から生体を保護している。

以下、表皮の物質透過バリア形成に重要なコレステロール、脂肪酸とセラミドの生成について解説する。

2-3-3　コレステロール生合成

生体では、肝臓で産生された多量のコレステロールはリポプロテインに取り込まれ、血液循環で他の組織に輸送される。ケラチノサイトは、膜に低密度リポプロテイン（Low-density lipoprotein,[LDL]）受容体を発現し、コレステロールを細胞に取り込む。ケラチノサイトもコレステロールを産生し、細胞の膜と表皮透過バリアの形成に寄与している。

コレステロールの合成は、アセチルコエンザイムA（アセチル-ＣｏＡ）アセチルトランスフェラーゼによる、アセチル-ＣｏＡからのアセトアセチル-ＣｏＡ生成を出発として開始される。次いで3-ヒドロキシ-3-メチルグルタミル-コエンザイムA（ＨＭＧ-ＣｏＡ）合成酵素により、ＨＭＧ-ＣｏＡが合成される。ＨＭＧ-ＣｏＡは、ＨＭＧ-ＣｏＡ還元酵素により、メバロン酸に還元される。この還元段階が、コレステロール合成の律速段階となる。次いで、9段階の反応を経てコレステロールが合成される。

コレステロール降下剤として、ＨＭＧ-ＣｏＡ還元酵素阻害剤が開発されている。ＨＭＧ-ＣｏＡ還元酵素阻害剤を服用している人で、表皮透過バリア障害は報告されていない。したがって、服用された薬剤が表皮に十分量到達し、皮膚のバリア機能を阻害する副作用は懸念されない。これに対して、ＨＭＧ-ＣｏＡ還元酵素阻害剤を塗布したマウスの表皮透過バリア機能は低下する[13)]。

このことから、少なくとも、血液循環で表皮に輸送され、ケラチノサイトの細胞膜に発現する、低密度リポプロテイン（ＬＤＬ）受容体で取り込まれたコレステロールに比べ、表皮で合成されるコレステロールが角層の主要な構成成分となると考えられる。合成されたコレステロールの一部は脂肪酸エステル化されコレステロールエステルに、あるいは、硫酸化されコレステロール硫酸となる。

2－4　脂肪酸合成

2－4－1　脂肪酸合成

脂肪酸は、脂肪酸合成酵素により生合成される。脂肪酸合成酵素は、アシルキャリアタンパク質（ＡＣＰ）が結合したβ-ケトアシルＡＣＰ合成酵素、β-ケトアシルＡＣＰ還元酵素、3-ヒドロキシアシルＡＣＰ脱水素酵素とエノイルＡＣＰ還元酵素の４つの酵素から構成される複合体を形成している。脂肪酸合成は、β-ケトアシル-ＡＣＰ合成酵素によるアセチルＡＣＰとマロニルＡＣＰとの縮合反応により開始される。生成したアセトアセチルＡＣＰは、β-ケトアシルＡＣＰ還元酵素により、3-ヒドロキシブチリルＡＣＰに還元され、次いで、3-ヒドロキシアシルＡＣＰ脱水素酵素によりクロトニルＡＣＰとなる。さらに、クロトニルＡＣＰは、エノイルＡＣＰ還元酵素でブチルＡＣＰとなる。

この４段階の反応が繰り返され、炭素鎖長16までの脂肪酸が合成される。16より長い炭素鎖長の脂肪酸は、以下に示すように鎖長延長酵素系で合成される。

表3-1　脂質メディエーター

脂質メディエーター	生理活性	皮膚疾患
PGE2	↑細胞増殖、↑細胞分化、↑細胞遊走性、↑メラニン産生、T細胞活性化	接触過敏症［91］、乾癬［91］、創傷治癒［92］、メラノーマ以外の皮膚癌［93］
15d-PGJ2	↑皮脂合成［94］、抗炎症［95］	ニキビ？、脂漏症？
エンドカンナビノイド	↓細胞増殖、↓皮脂合成、抗炎症［96］	
スフィンゴシン-1-リン酸	抗炎症［97］、↑カテリシジン抗菌ペプチド産生［83］	アトピー性皮膚炎：↓スフィンゴシン-1-リン酸濃度［98］
セラミド-1-リン酸	↑ヒト抗菌ペプチド β-デフィンシン2＆3産生	
GM3, GD3, 9-O-acetyl GD3 and GD1b GT1b	ケラチノサイト↓増殖［99］、↑分化［100］	

2-4-2　脂肪酸鎖長延長

脂肪酸の鎖長延長も4つの酵素（β-ケトアシルCoA合成酵素、β-ケトアシルCoA還元酵素、3-ヒドロキシアシルCoA脱水素酵素とエノイルCoA還元酵素）反応による。しかし、脂肪酸生合成系と違い、基質はACPと結合せずCoAと結合している。脂肪酸の鎖長延長反応の開始を司る7種類のアイソザイムのELOVL(Elongation of very long chain FAs protein)（β-ケトアシルCoA合成酵素）が哺乳動物で同定されている[14)-16)]。各々のELOVLには脂肪酸の鎖長と飽和度の違いによる基質特異性があり、それぞれが合成する長鎖脂肪酸が異なる（表3-1）。

この中で、ELOVL4は、炭素鎖長26

以上の極長鎖脂肪酸を合成する[17]。ＥＬＯＶＬ４は、網膜、表皮、脳、精巣などに発現しているが、肝臓では検出されていない。極長鎖の脂肪酸を構成成分とするセラミドは、表皮の物質透過バリアの構成成分の一つである。特に、極長鎖脂肪酸は、バリア形成に必須なω-ヒドロキシアシルセラミドの酸アミド結合型脂肪酸として利用されている[18]。酵素活性を失った変異ＥＬＯＶＬ４遺伝子を導入（ホモ型）、あるいは、欠損させたトランスジェニックマウスは、過剰な水分蒸散と、その結果起きる体温低下により、生後数時間で死ぬ[19]。

この変異遺伝子マウスは、ＥＬＯＶＬ４遺伝子の変異が原因となり、正常なＥＬＯＶＬ４タンパク質が減少することが病因となる、３型網膜変性症スターガルト（Stargardt type 3 retinal degeneration, STGD3 病）のモデル動物として作成された。同疾患と診断されている患者は、すべてヘテロ型遺伝子型を持ち、表皮透過バリアを含めて、皮膚の重篤機能異常は報告されていない。３型網膜変性症の直接の原因に脂肪酸は関与しておらず[20]、変異したタンパク質が細胞機能に影響を与えている[21]。３型網膜変性症スターガルトのモデルマウスの研究から、極長鎖脂肪酸を含むオメガ-O-アシルセラミドの生合成系の一段階が解明された。

また、ＥＬＯＶＬ１は24より長鎖の炭素鎖長脂肪酸を合成し、その脂肪酸がＥＬＯＶＬ４の基質となり、ω-ヒドロキシアシルセラミドの合成に利用される。そのためＥＬＯＶＬ１の欠損マウスも、ω-ヒドロキシアシルセラミド欠損を起こし、表皮透過バリアの形成異常が起きる[22)]。

これら二つ以外のＥＬＯＶＬは、重複した長鎖脂肪酸を合成すること、また、表皮にはすべてのＥＬＯＶＬが発現することから、単独のＥＬＯＶＬ変異、欠損による機能異常は、少なくとも皮膚では観察されていない。

２－４－３　脂肪酸の水酸基化

α水酸基化：非水酸基化脂肪酸に加えて、皮膚は、αまたはω位置が水酸基化された脂肪酸を合成する。

脂肪酸２位水酸基化酵素（FA 2-hydroxylase［FA2H］）により脂肪酸はα水酸基化される[23)]。ＦＡ２Ｈは、表皮で、特にセラミド、グルコシルセラミドとスフィンゴミエリンに多く含まれている[18),24)-26)]。16、22と28の脂肪酸鎖長の２位水酸基化されたスフィンゴ脂質が主要な成分となり、分化したケラチノサイトで、より多く産生されている[18),24)-26)]。ＦＡ２Ｈ遺伝子の発現を低下させた培養ヒトケラチノサイトで分化と物質透過バリア形成の異常が起きる[26)]。しかし、遺伝性痙性対麻痺（hereditary spastic paraplegia［SPG35］）の病因となるＦＡ２Ｈの変異した患者に皮膚症状は報告されていない[27),28)]。したがって、表皮においてはＦＡ２Ｈ以外の脂肪酸２位水酸基化酵素が発現していると考えられている。

2-4-4　脂肪酸のω位水酸基化

脂肪酸末端ω位が水酸基化された脂肪酸を構成成分とする脂質分子種は、表皮以外の皮膚構成組織で見出されず、唯一、分化したケラチノサイトで同定されている。チトクロームP450(CYP)の4型のCYP4F22が、極長鎖脂肪酸CoAを基質として極長鎖脂肪酸のω位を水酸基化する[29]。生成された極長鎖ω水酸基化脂肪酸のほとんどは、ω-ヒドロキシアシルセラミドと、そのグルコース配糖体、ω-ヒドロキシアシルグルコシルセラミドの合成に使われる。

2-5　トリグリセリド合成

モノアシル転移酵素により、モノグリセリドから生成されたジグリセリドから、ジアシルグリセリドアシル転移酵素でトリグリセリドが合成される。ジグリセリドは、これ以外にジアシルグリセロールリン酸が脂質リン酸加水分解酵素で合成されるが、この合成系は、主に情報伝達系脂質として、タンパク質リン酸化酵素(プロテインキナーゼ)Cを活性化するジグリセリド合成に使われる[30]。構造脂質、皮脂、蓄積脂肪のトリグリセリドは、ジアシルグリセリドアシル転移酵素による合成系が関わる。ジアシルグリセリドアシル転移酵素には二種類のアイソザイム（ＤＧＡＴ１とＤＧＡＴ２）が明らかにされている[31]。

これらのうち、ＤＧＡＴ２欠損マウスは、表皮透過バリアの形成不全があり、生後数時間で死亡するが、ＤＧＡＴ１欠損マウスにこのような重篤なバリア障害は起きていない[32]。（ＤＧＡＴ２欠損マウスの表皮透過バリア異常の原因とトリグリセリドの皮膚における役割については、「２－７－２　ω-ヒドロキシアシルセラミドの合成」を参照）。

２－６　ワックスエステル合成

脂肪酸が脂肪酸ＣｏＡエステル化酵素で長鎖のアルコールとなり、長鎖の脂肪酸とワックス合成酵素による縮合で合成される[9]。ワックスエステルの表皮における役割は十分に明らかにされていない。

２－７　セラミド合成

表皮の基底層から顆粒層まで、すべての層でセラミドは生合成されているが、特に、分化の後期（顆粒層）で、その産生が高まる。また、ω-ヒドロキシアシルセラミドを含めた多様な分子種のセラミドは顆粒層で合成されると考えられている。

2－7－1　De novo 合成

De novo セラミド合成は、セリンパルミトイルCoA転移酵素によるL－セリンとパルミトイルCoAの縮合で始まり、この過程がセラミド合成の律速段階となる。

この縮合反応で生成した3－ケトスフィンガニンは、3－ケトスフィンガニン還元酵素でスフィンガニン（ジヒドロスフィンゴシン）となり、次いで、セラミド合成酵素でアミノ基に脂肪酸が結合し、ジヒドロセラミドとなる。6種のアイソザイムのセラミド合成酵素が見出されている。それぞれ、基質特異性があり、異なった脂肪酸鎖長のセラミドが合成される（表3－2）。

次いで、飽和化酵素（desaturase［DES］）1あるいは2で、各々、スフィンゴシンとフィトスフィンゴシン（4－ヒドロキシスフィンガニン）となる。ジヒドロセラミド（スフィンガニン型のセラミド）は、ケラチノサイトを含めて、少量成分であり、ほとんどがスフィンゴシンとフィトスフィンゴシン型になると考えられる。

また、表皮には、6－ヒドロキシスフィンゴシン型のセラミドが含まれているが、6－ヒドロキシ化の酵素は明らかにされていない。分化後期（顆粒層）のケラチノサイトは、鎖長と

表3-2　脂肪酸鎖長延長

脂肪酸	ELOVL		ELOVL		ELOVL
飽和	6, (3, 7)	モノ不飽和	3,(6, 7)	不飽和	
C16：0-to-C18：0	3, (7)	C18：1-to-C20：1	1	C18：3-to-C20：3	5
C18：0-to-C20：0	1, 3	C20：1-to-C22：1	1	C20：4-to-C22：4	2, 5
C20：0-to-C22：0	1, 3, (7)	C22：1-to-C24：1	1	C22：4-to-C24：4	2
C22：0-to-C24：0	1, (3)	＞C26：1	4	C20：5-to-C22：5	2, 5
C22：0-to-C26：0	1, (4)			C22：5-to-C24：5	2
＞C26：0	4			＞C26：4, 26：5, 26：6	4

括弧書きのELOVLは、鎖長延長素酵素が低い。

水酸基化度が多様性に富む脂肪酸とスフィンゴシン塩基の違いにより、計12つの分子種のセラミドを合成する。構造解析が進められていた当初はCer1-9と番号記載（その時点では、9種が同定されていた）であったが、現在では、酸アミド結合の脂肪酸の種類でN（非水酸基化）、A（α水酸基化）、E（ω水酸基のエステル化）、スフィンゴシン塩基の種類でS（スフィンゴシン）、D（ジヒドロスフィンゴシン）、6-ヒドロキシスフィンゴシン（H）と略記し、EOS（Cer1）、EODS、NS（Cer2）、NDS、NP（Cer3）、ADS、EOH（Cer4）、AS（Cer5）、AP（Cer6）、AH（Cer7）、NH（Cer8）とandEOP（Cer9）[33]の様式で分子種を記載している。これらの分子種の角層内構成比は、動物種間で差がある。皮膚の部位間で差があるかは、ほとんど検討されてない。

2－7－2　ω-ヒドロキシアシルセラミドの合成

ω-ヒドロキシセラミドは、ω水酸基極長鎖脂肪酸とスフィンゴシン塩基を基質として、セラミド合成酵素3により合成される。

次いで、ω位水酸基が脂肪酸（正常な皮膚ではほとんどがリノール酸）でアシル化され、ω-O-アシルセラミドが生成される。アシル化に利用される脂肪酸は、トリグリセリドからCGI-58というタンパク質により活性化されたトリグリセリドリパーゼにより加水分解され生成する[34)35)]。

以下の項（「5　脂質が原因となり、表皮透過バリア機能に異常ができる皮膚疾患」）で示すように、CGI-58遺伝子が変異で機能低下するとω-ヒドロキシアシルセラミドの生成が低下する[34)35)]。CGI-58は、脂肪細胞のトリグリセリドリパーゼ（ATGL）の活性化因子として見出されたが、ATGL欠損ではω-ヒドロキシアシルセラミドが低下せずバリア異常も起きない。このことから、ケラチノサイトにはATGL以外のCGI-58で活性化される未同定のトリグリセリドリパーゼが発現しているものと考えられる。

2-7-3　サルベージ（スフィンゴシン塩基リサイクル）経路によるセラミドの合成

セラミドは、β-グルコセレブロシダーゼによりグルコシルセラミドから、また、スフィンゴミエリナーゼによりスフィンゴミエリンから、各々生成される。生成したセラミドの一部は、セラミダーゼにより、脂肪酸とスフィンゴシン塩基に加水分解され、再度、セラミド合成酵素によりセラミドとなる。

このリサイクルにより生成したスフィンゴシン塩基と多様な分子種の脂肪酸を原料として、当初の*De novo* 合成で生成されなかった分子種の合成も可能となる[36)]（「2-8-1　バリアセラミドの生成」を参照）。著者はこの経路を〝セラミド分子のリモデリング経路〟と呼称する（図3-1）。

主に細胞膜でスフィンゴミエリンから生成されたセラミドは、脂質メディエーターとして働く、と考えられている。5つのセラミダーゼのアイソザイムが哺乳動物で明らかにされ、ケラチノサイトはすべてのアイソザイムを含む。各々のアイソザイムは、異なった至適pHを持つ。酸性セラミダーゼ（リソゾームに分布）、中性セラミダーゼ（細胞膜とミトコンドリアに分布）、アルカリセラミダーゼ1（ゴルジ装置と小胞体とミトコンドリアに分布）、アルカリセラミダーゼ2（ゴルジ装置と小胞体とミトコンドリアに分布）、フィトスフィンゴシン型のセラミドを分解するセラミダーゼ3（ゴルジ装置と小胞体とミトコンドリアに分布）である。

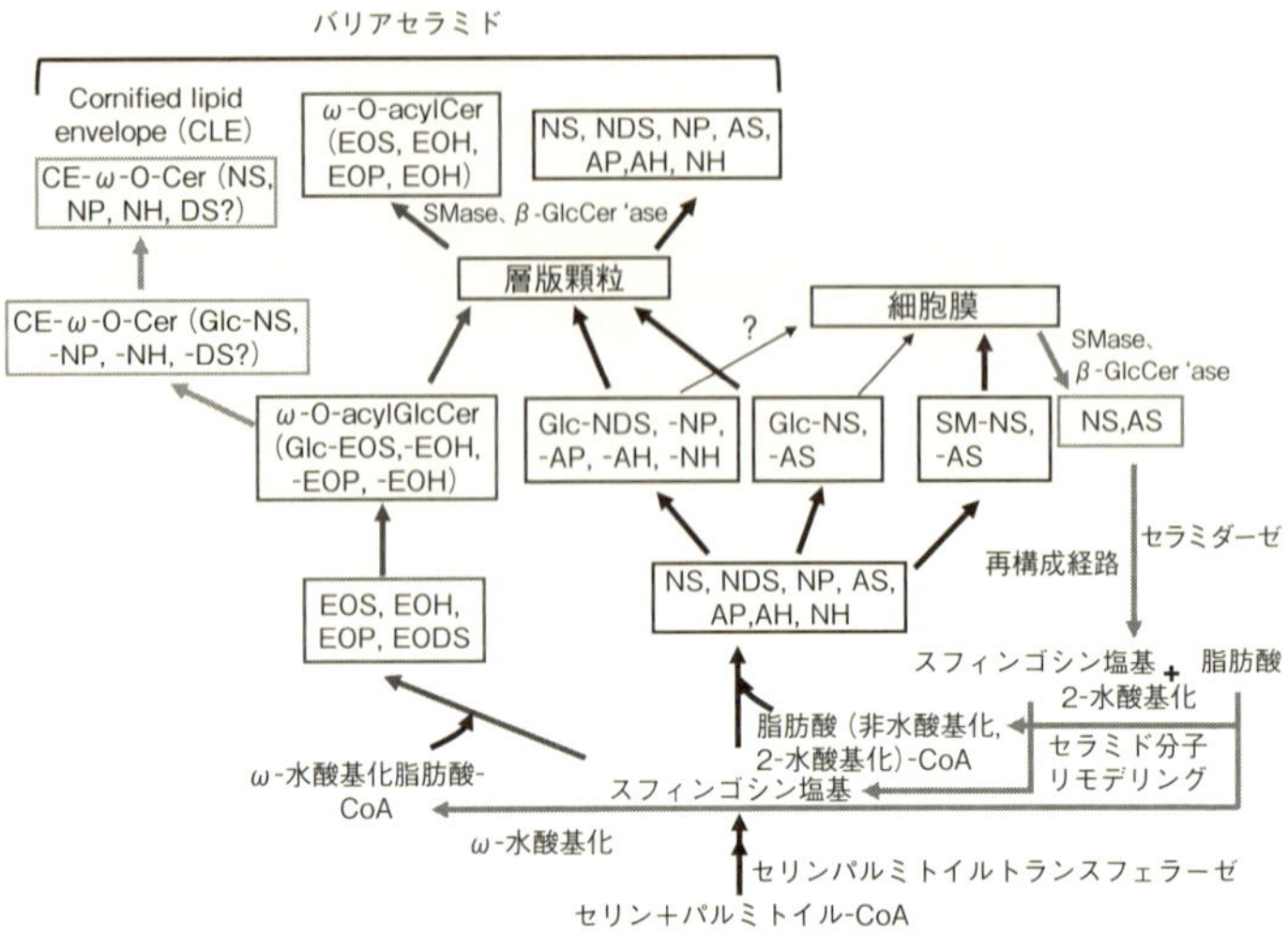

図 3-1　バリアセラミドの生成

セラミドの命名は Motta et al [41] と Masukawa et al.[42] によった。略号　1) アミド結合型脂肪酸：N, 非水酸基化脂肪酸；A, 2-水酸基化脂肪酸。2) スフィンゴシン塩基：D, ジヒドロスフィンゴシン (スフィンガニン)；S, スフィンゴシン；P, フィトスフィンゴシン；H, 6-水酸基化スフィンゴシン。合成された主に NS, AS をセラミド母骨格とするスフィンゴミエリンとグルコシルセラミドは細胞の膜成成分となる。これらのスフィンゴミエリンとグルコシルセラミドはエンドサイトーシスにより細胞内に取り込まれ、リソゾームでスフィンゴシン塩基と脂肪酸に分解される。生成したスフィンゴシン塩基と脂肪酸は、再利用され、様々な分子種のセラミド合成に利用される (リモデリング経路) [56]。CE, 角化不溶性膜；GlCer'ase, β-グルコシルセラミダーゼ；SMase, スフィンゴミエリナーゼアルカリセラミダーゼ1は表皮に特異的に発現する。酸性セラミダーゼとアルカリセラミダーゼ1は、ケラチノサイトの分化により発現が高まる[37)38)]。一方、アルカリセラミダーゼ3は分化により低下し、中性セラミダーゼ、アルカリセラミダーゼ1とアルカリセラミダーゼ2の発現は分化で変動しない[37)38)]。

2−8　グルコシルセラミドとスフィンゴミエリンの合成

小胞体で合成されたセラミドは、トランスゴルジ装置に移送される。液胞により輸送されたセラミドはスフィンゴミエリン合成酵素でスフィンゴミエリンになる。

これに対して、セラミド輸送タンパク質（ceramide transfer protein［CERT］）で移送されたセラミドはグルコシルセラミド合成酵素でグルコシルセラミドとなる[39)]（表3−3）。グルコシルセラミドは、さらに糖鎖が伸長されるが、ケラチノサイトの場合、ほとんどはグルコシルセラミドとしてとどまり、少量産生された数分子種の複合スフィンゴ糖脂質の一部は、後述するように、脂質メディエーターとして細胞の機能調節に関わっている（表3−1）。

スフィンゴミエリン合成酵素にはスフィンゴミエリン合成酵素（SMS）1とSMS2の二つのアイソザイムがあり、SMS1はゴルジ装置に、SMS2は細胞膜に局在している[29)]。

表3-3　セラミド合成酵素

セラミド合成酵素	基質特異性脂肪酸
CerS1	C16, C18
CerS2	C20-C24
CerS3	C24, ≧C26. 極長鎖脂肪酸を構成成分とするセラミド合成
CerS4	C18-C22
CerS5	C16
CerS6	C14, C16

2-8-1　バリアセラミドの生成

セラミドは、分化したケラチノサイトのみならず、未分化のケラチノサイト、その他皮膚構成組織の細胞で合成され、細胞の膜形成あるいは情報伝達脂質として生理的な役割を担っている。

これに対して、角層では、多量かつ多様な分子種のセラミドが含まれ、表皮透過バリアの形成に重要な役割を果たしている。生体膜に普遍的に存在するセラミドと異なり、角層のみに含まれ特有な機能を示すセラミドを筆者は〝バリアセラミド〟と呼称する。

グルコシルセラミドとスフィンゴミエリンは、ケラチノサイトで合成され、細胞膜と細胞内小胞器官の膜形成に利用されるが、それ以外の一部の分子は、分化後期のケラチノサイトに含まれる層板顆粒（ラメラ顆粒、ラメラボディ）に輸送される。グルコシルセラミドはABCA(a sub family of ATP-binding cassette transporter)12により輸送されると考えられている[40]。層板顆粒には、これらスフィンゴ脂質以外に、コレステロール、グリセロリン脂質やタンパク質あるいは脂質加水分解酵素も含まれる。

これらの成分は、バリア形成や角層細胞の剥離に関与する。層板顆粒の内容物が細胞内で分解されたり、あるいは、内容成分が細胞内に放出されたりはしないと考えられる。したがって、層板顆粒は角層に必要な成分を格納し、角層に届けることを役割とした細胞内小器官と言えよう。

また、格納機能を持つ層板顆粒を使いリモデリング経路（「２－７－３　サルベージ経路によるセラミドの合成」を参照）により産生されたバリアセラミドの蓄積が可能となると考えられる。層板顆粒は表皮以外に肺胞に分布し、肺サーファクタントを貯留している。肺サーファクタントはホスファチジルコリン（80-90％）とホスファチジルグリセロール（５-10％）を含有し、表皮の層板顆粒と内容物は違っている[41]。

層板顆粒は、顆粒層から角層に移行する際、角層側の細胞膜に融合し、内容物を角層の細胞間に放出する。層板顆粒は、透過型電子顕微鏡観察で卵形の構造物として観察される[42]。

一方、クライオ走査型電子顕微鏡観察で、層板顆粒は細胞質から細胞膜につながる環状細網構造物として観察されている[43]。また、三次元電子顕微鏡観察により、環状細網構造物が確認されている[44]。さらに、層板顆粒に含まれる成分は別々の輸送体（グルコシルセラミド、

コルネオデスモシンおよびカリクレイン7と8などを含む球状構造物とカテプシンDを含む
ベジクル）に存在することが明らかになっている[43]。

さらに、GTPaseタンパク質の一つで小胞のトランスゴルジ装置からの細胞内移動
（エンドソーム、エキソサイトーシス［開口分泌］）を調節するRab11が、層板
顆粒の成分と会合している[45]。

層板顆粒から、細胞間に放出されたグルコシルセラミド、スフィンゴミエリン、コレステ
ロールエステル、グリセロリン脂質は、各々の脂質を分解する加水分解酵素で、セラミド、脂
肪酸、コレステロールとなり、多層膜（ラメラ）構造を形成し、表皮透過バリアとなる。ラ
メラ構造物にはこれら主要な脂質成分以外に少量成分としてスフィンゴシンとスフィンガニ
ンが含まれ、これらも安定なラメラ構造の形成に寄与している[46]。

イメージング質量（質量顕微鏡）分析から、これらの脂質以外に、セラミドー1ーリン酸（セ
ラミドの一位の水酸基がリン酸化したもの）も含まれていることが明らかになっている[47]が、
ラメラ構造物に取り込まれているのか、角層細胞内に貯留しているのかは明らかでない。ま
た、角層には酸性セラミダーゼとアルカリセラミダーゼ1が含まれている[37][38]。

したがって、理論的に、角層内でセラミドが分解し、スフィンゴシン塩基と脂肪酸を産生
する。もし、角層内でセラミドが分解し、その分解程度が深度で一定なら、セラミドの濃度

96

勾配（グラジエント）が角層で形成されると考えられる。さらに、角層内でのセラミドの分解と角層ラメラ構造の変化は、タンパク質分解酵素によるコルネオデスモソーム（角層細胞間を接着するタンパク質）の分解[48]とともに角層の剥離に寄与すると考えられる。

しかしながら、実験的に角層内でセラミドが分解されているのか、あるいはセラミドの濃度勾配が形成されているのかは十分に調べられていない。したがって、角層に含まれるスフィンゴシン塩基は、角層で産生されたのか、あるいは顆粒層以下のケラチノサイトで産生されたものが角層に移送されたのか明らかでない。

角層に含まれる計12種のセラミドのすべての分子種は、グルコシルセラミドから産生され、2種がスフィンゴミエリン（NS、AS）から産生される（図3-1）[21,22]。

2-9　結合型セラミドの生成

ω-ヒドロキシセラミドのω位の水酸基が、角化不溶性膜の細胞間隙側に位置するグルタミン酸／グルタミンに富むペプチドに共有結合し、角質細胞脂質外膜(Corneocyte lipid-bound envelope, CLE)を形成している。このタンパク質に結合したセラミドを結合型セラミド、それ以外のセラミドを非結合型セラミドと呼称する。結合型セラミドの生成は、以下の4段階の過程で生成する。

（1）ω-Ｏ-アシルグルコシルセラミドのω-ヒドロキシ基にエステル結合したリノール酸残基が12Ｒリポキシゲナーゼ（12Ｒ-ＬＯＸ）、または、リポキシゲナーゼ3により過酸化体となる[49]。

（2）この過酸化体が酵素的に角化不溶性膜に結合する。化学合成したω-ヒドロキシの構造類似体を基質とした *in vitro* 実験から、トランスグルタミナーゼⅠが、ω-ヒドロキシセラミドの角化不溶性膜への結合に関与する酵素であると報告されている[50]。しかし、トランスグルタミナーゼⅠ遺伝子が変異し、酵素活性が痕跡程度のラメラ魚鱗癬《ぎょりんせん》の患者角層においてもＣＬＥは形成されている[51]。したがって、トランスグルタミナーゼⅠ以外の酵素が関与している可能性がある。しかし、非酵素的にＣＬＥを形成している可能性も残されている。

（3）次いで、β-グルコシセレブロシダーゼにより、糖鎖が切断され、角化不溶性膜-Ｏ-セラミドとなる。

（4）一部のＣＬＥ-Ｏ-セラミドは、さらにセラミダーゼにより、セラミド部分が加水分解され、ＣＬＥ-Ｏ-極長鎖脂肪酸となる。

3　皮表脂質

皮膚の表面は皮脂により覆われる。この皮表脂質の厚さは、皮脂の産生量に依存する（皮脂量の少ない部位＜0.5 μm、多い部位＞4 μm[52]）。皮表脂質は非結晶／無定形構造物として、電子顕微鏡で観察されている[52]。角層上層の皮表脂質の隣接部に脂質ラメラ構造物とＣＬＥが存在することから[52]、角層由来の脂質と皮表脂質が融合している可能性もあるが、皮脂腺のない手掌皮膚で非結晶／無定形構造物は存在しない[52]。したがって、非結晶／無定形構造物のほとんどは、皮脂により形成されていると考えられる。ヒツジとウマの皮表脂質や植物にω-ヒドロキシ極長鎖脂肪酸の大環状ラクトンが含まれることが報告されているが、ヒトを含めた他の哺乳動物でこの大環状ラクトンは調べられていない。

また、現時点では検討されてはいないものの、皮脂腺は極長鎖脂肪酸とω-水酸基化酵素を発現しているものと推察される。しかし、皮表脂質由来の脂肪酸が表皮のセラミドを含めた脂質合成に利用されているのか否かは明らかでない。

4　表皮透過バリアの構造物

コレステロール、遊離脂肪酸とセラミドが主要脂質となり、角層の細胞間でラメラ（多層）膜構造物を形成する。これら脂質のモル比率は1：1：1である。セラミドの分子量がコレステロールあるいは脂肪酸に比べて大きいため、セラミドの重量比は全体の50％を占めている[55]。これらの主要脂質でラメラ構造物は形成されるが、それ以外にもスフィンゴシン塩基がラメラ構造物の形成に関与していると考えられる[46]。また、未解明の脂質や疎水性のペプチドも膜構造物成分として含まれている可能性がある。

電子顕微鏡観察で角層の微細構造を可視化することができる。還元オスミウム染色とルテニウム染色切片の透過型電子顕微鏡下で層版顆粒、同顆粒の細胞膜への融合と、角層細胞間への放出と角層ラメラ構造帯を含めた表皮の構造を観察することができる[56]。また、走査電子顕微鏡で皮膚を含め構造物の表面形状の観察ができる[57]。角層のテープ剥離を組み合わせた走査電子顕微鏡観察により、違った深度の角層の表面形状が把握される[57]。さらに、未固定で含水状態の皮膚に急速凍結割断法（クライオ-走査電子顕微鏡）を用いると、皮膚の横断面の観察が可能となる[57]。走査電子顕微鏡の場合、ラメラ構造の観察はできないものの、未固定、未脱水試料を用いるため、水の局在を含め、より生体に近い状態の微細構造を観察することができる。また、金などで標識した抗体を用いた免疫電子顕微鏡解析（走査型と透過型電子顕微鏡ともに）で、特定の角層成分の分布が解析される[58]。

X線回析法、中性子線回析法、フーリエ変換赤外線解析（FT-IR）および示差熱系解析により、さらに詳細な角層のラメラ構造の性状が明らかとなってきた。二次元的X線回析で、ラメラ構造は長周期（13 nm）と短周期（6 nm）の二つの層から形成されていることが明らかとなっている[59]。長周期と短周期以外に、乱れたラメラ構造物の存在が指摘されている[60]。

また、三次元的なX線解析でラメラ構造物の充填構造が検討され、六方晶（hexagonal）と斜方晶（orthorhombic）状態があることが明らかにされた[61]。六方晶に比べて、斜方晶は充填密度がより高く、物質透過度が低下する。X線ビーム速度を低下させたlow flux electron X線回析法から、充填間隔の異なる二種の斜方晶が存在することも解明されている[62]。さらに、湿度に呼応して、ラメラ構造物が膨潤することから、ラメラ構造物内に水が含まれると考えられている[63]。

5　脂質が原因となり、表皮透過バリア機能に異常ができる皮膚疾患

表皮透過バリア構造の機能が低下した場合、ラメラ構造に変化が起きることが、前項（表皮透過バリアの構造物）で述べた機器分析により明らかとなっている。しかも、その変化は、角層全般に及ぶものから局所性のものまで、バリア機能低下の程度に合致していると考えられる。

例えば、アトピー性皮膚炎では、バリア機能が低下するが、ラメラ構造の異常部は角層の一部にとどまる。これに対して、次項の5－2から5－5に述べるような魚鱗癬の場合、ラメラ構造の異常部はより広範となる。

5－1　セラミドの産生異常

アトピー性皮膚炎の患者皮膚において、セラミド／コレステロールの比率が低下する[64,65]だけでなく、セラミド分子種のうち、EOS、NP、NHが低下し、逆にNS、AS、AH、AP、ADSは増加している[64,66,67]。この変化は皮膚炎を発症していない角層で起きているが、

皮膚炎を発症した皮膚部位では顕著となる。さらに、短鎖遊離脂肪酸（18以下）と短鎖セラミド（42以下［酸アミド結合型脂肪酸とスフィンゴシン塩基の合計］）が増加し、逆に、それらより長鎖の遊離脂肪酸とセラミドが減少する。また、モノ不飽和遊離脂肪酸の増加も明らかにされている[66)-69)]。

スフィンゴミエリンの酸アミド結合型脂肪酸を解離するスフィンゴミエリンデアシラーゼ活性が、アトピー性皮膚炎患者表皮で高まることが報告されている[70)71)]。スフィンゴミエリンデアシラーゼはグルコシルセラミドの酸アミド結合型脂肪酸も解離するとされている[70)]。しかし、グルコシルセラミド合成酵素欠損マウスにおいてスフィンゴミエリンからのＥＯＳ産生は確認されているものの、通常はスフィンゴミエリンからＥＯＳは産生されない[72)]。

したがって、同酵素での特定のセラミド分子種組成の変化を説明することは難しい。セラミドの産生減少については、アトピー性皮膚炎で起きるＴｈ２型の炎症性サイトカインによることが報告されている[73)74)]。しかし、なぜ特定の分子種のセラミドが変化するかは、現在のところ明らかではない。

次に、これまでに解明されている魚鱗癬を病因酵素で分類し、以下に概説する。

5－2　セラミド合成酵素3

複数の遺伝子異常が常染色体劣性先天性魚鱗癬（autosomal recessive congenital ichthyosis［ARCI］）の病因として報告されている。いずれも表皮透過バリア機能に異常を示す。その一つにセラミド合成酵素3の変異が原因となるものがある[75)]。本酵素のホモ型欠損マウスは生後12時間以内に死亡するが、ヒトの場合はホモ型変異であっても生命を脅かすことはない。このマウスとヒトの相違は、以下に述べる他の魚鱗癬においても認められる。

ヒトの場合、一つの代謝異常に対する代償機構作用が高く、さらに皮膚を保護する治療により生存が可能となっているものと考えられる。また、マウスの場合、概して、母マウスは本能的に異常マウスを排他する傾向があるため、異常仔マウスが十分な母乳を摂取できないことも、致死に至る原因となっている。

5－3　CYP4F22

常染色体劣性先天性魚鱗癬の一つで、極長鎖脂肪酸のω水酸基化をする酵素の変異が起き、

ω-ヒドロキシアシルセラミドの減少を伴う[76)77)]。

5-4　リポキシゲナーゼ2と3

リポキシゲナーゼ2と3の変異が、非水疱型先天性魚鱗様紅皮症の病因となり、表皮透過バリア機能の低下が起きる[78)]。結合型セラミドの項で示したように、リポキシゲナーゼの変異で結合型セラミドの形成が妨げられる。

5-5　コレステロール硫酸脱水化酵素

この酵素異常は伴性遺伝性魚鱗癬（X連鎖性劣性魚鱗癬）の病因となる。コレステロール硫酸脱水化酵素の変異により、コレステロール硫酸が角層に蓄積する。角層細胞間のラメラ構造に異常を生じ、透過バリア機能が低下する[79)]。コレステロール硫酸はタンパク質リン酸化酵素C（PKC）のアイソザイムであるイプシロン（ε）、イータ（η）とシグマ（σ）を活性化し、ケラチノサイトの分化を促進することが知られている[80)]。皮膚に過剰量のコレステロール硫酸を塗布すると、有核の表皮層（基底層・有棘層・顆粒層）の肥厚は起きないが、角層の肥厚が起き、同時にバリア機能の低下が起きる[81]。

したがって、同疾患ではコレステロール硫酸がタンパク質リン酸化酵素Cを過剰に活性化して分化に影響を与えると考えるよりも、角層で細胞の剥離に影響を与え、さらに負に荷電した硫酸残基がラメラ構造の形成を妨げている可能性が高い。

5-6 ゴーシェ病

β-グルコセレブロシダーゼ遺伝子の変異が病因となる。急性型である2型は、生後数ヵ月以内に肝臓、脾臓の肥大と神経症状が出る。特にβ-グルコセレブロシダーゼ活性をほとんど欠損した変異を持つ新生児期発症例の場合は、早くから表皮透過バリア機能の形成不全が起き、多くの場合、幼児期で死亡する[82]。

β-グルコセレブロシダーゼ欠損マウスの検討から、スフィンゴミエリン由来のバリアセラミドは生成されているが、β-グルコセレブロシダーゼが生成するグルコシルセラミド由来の多様な分子種のバリアセラミドが産生できないことが明らかになっている[25]。

6　脂質メディエーター

プロスタノイド、ロイコトリエン、レゾルビン、リゾリン脂質、カンナビノイドなど生物（生理）活性を示し、細胞や組織の機能を調節し、影響を与える脂質を脂質メディエーターと呼称している。脂質メディエーターは、三つに分類されている（表３-１）。

クラス１にはプロスタノイド、ロイコトリエンが、クラス２にはリゾリン脂質、血小板活性化因子［ＰＡＦ］、リゾホスファチジン酸、スフィンゴシン-１-リン酸、セラミド-１-リン酸が、クラス３にはオメガ-３高度不飽和脂肪酸由来の抗炎症脂質［レゾルビン］が挙げられる。これらに分類されない脂質メディエーターにカンナビノイドがある。脂質メディエーターは、定常状態で存在していたとしても少量である。刺激（酸化ストレス、感染、サイトカイン／キモカイン、ホルモン他）に反応して、細胞の特定の場所（細胞膜など）で、定常状態に比べ、少量ではあるが有意に増加することで生理活性を示す。

脂質メディエーターは、タンパク質リン酸化酵素の活性化、タンパク質加水分解酵素の活性化、あるいは受容体の活性化などを介して、細胞内情報伝達系を活性化し、細胞機能を調節する。どのような細胞内情報伝達系を経て特定の生理活性を示すのか、並びに、生理活性を示す濃度閾値は、細胞、刺激、脂質の種類などにより異なっている。例えば、同じ刺激においても、異なった脂質メディエーターが違う経路で別の抗菌ペプチド（自然免疫の一つで、細胞が産生する抗菌活性を示すペプチド）の産生を示す。

次に、代表的なカスケードを挙げてみる。紫外線照射、紫外線以外の酸化ストレス（過酸化物、酸素ラジカル）、あるいは表皮透過バリア機能の低下→小胞体ストレス→スフィンゴシン‐1‐リン酸増加（定常状態に比べ約1.4倍）→ストレス応答タンパク質（熱ショックタンパク質［ＨＳＰ‐90α、ＧＲＰ94］、ＩＲＥ1α）、ＴＲＡＦ2、ＲＩＰ1とスフィンゴシン‐1‐リン酸が小胞体膜で情報伝達複合体を形成→転写調節因子ＮＦ‐κＢの活性化→転写調節因子Ｃ／ＥＢＰαの活性化→カテリシジン抗菌ペプチド（cathelicidin antimicrobial peptide）の転写の活性化により、カテリシジン抗菌ペプチドの産生が高まる、となる[83–85]。

また、次のようなカスケードもある。紫外線照射、紫外線以外の酸化ストレス（過酸化物、酸素ラジカル）、あるいは表皮透過バリア機能の低下→小胞体ストレスまでは同じであるが、その下流機序が異なる場合：→小胞体ストレス→セラミド‐1‐リン酸増加（定常状態に比べ約1.6‐1.8倍）→ホスホリパーゼＡ2の活性化→プロスタグランジンＪ増加→ペルオキシゾーム増殖剤応答性受容体（ＰＰＡＲ）αおよびＰＰＡＲβ／δの活性化→Ｓｒｃタンパク質リン酸化酵素活性化→転写調節因子ＳＴＡＴ1とＳＴＡＴ3の活性化→β‐ディフェンシン2と

β-ディフェンシン３の転写活性化による、これらディフェンシンの産生上昇、となる[86]。

これらの抗菌ペプチドは、顆粒層以下のケラチノサイトで産生されるが、角層（おそらく細胞間）に移行し、角層の抗菌バリアを形成する。

7　化粧品への脂質の配合

脂肪酸、脂肪酸エステル、炭素鎖長８以上の高級アルコール、モノ-、ジ-トリグリセリド、石油由来炭化水素ワセリン（ワセリン）、ステロール、ステロールエステル、ラノリン（ウールワックス）、スクワレン、レシチン（ホスファチジルコリン）などが化粧品の基剤として利用されている。

しかし、例えば、ラノリンやワセリンは基剤としての役割を超えて、皮膚の保護作用も併せ持つ多機能原料である。ラノリンやワセリン以外に、角層のバリアを形成する三大脂質（セラミド、コレステロール、脂肪酸）は、皮膚の有用性脂質として使用されている。また、表皮脂質の産生を高める低分子化学物質[87]も、化粧品に配合されている。塗布したセラミド、コレステロールや脂肪酸が、角層内でラメラ構造を補強／補修するのか、あるいは、一度、顆粒層以下のケラチノサイトに取り込まれて脂質合成に利用されるのかは明らかでない。

化粧品に配合された有用性脂質Xがメラノサイト、真皮、毛包細胞、皮下脂肪組織に直接作用し皮膚機能を改善した場合、それは化粧品というよりも、医薬品である。医薬部外品（米国ではCosmeceutical）は、薬事法的には作用の緩和なものとされているが、医薬品と医薬部外品の違いは明確でない。生理活性物質Xを大衆薬、あるいは、処方箋薬として開発した場合と、医薬部外品あるいは化粧品として開発した場合とを、開発費用、商品の価格／薬価で考慮すると、ほとんどの場合、化粧品の利益率のほうが高い。また、医薬品よりも、化粧品を使うほうがより安全との印象を持つ消費者も多い。しかし、医薬品に比べて、化粧品にはより高い安全性が要求されている。したがって、化粧品か医薬品かの選択は各企業に任される。

しかし、次の項（「8　化粧品による皮膚機能の改善と皮膚病の治療効果」）にまとめたように、肌荒れ、炎症に関するスキンケアの場合、化粧品で十分に医薬品と同等の効果を期待できる。さらに、化粧品による皮膚老化、美白およびアクネの予防と改善は可能と考えられる。

8　化粧品による皮膚機能の改善と皮膚病の治療効果

医薬品や医薬部外品に比べて即効性がないにしても、化粧品による角層の表皮透過バリアを含めたバリア機能の改善と維持は、皮膚全体の機能改善につながる。表皮透過バリア能が低下すると、過度の水分の喪失、その刺激に呼応して、サイトカインの角層から顆粒層への放出、角層pHの変化によるタンパク質分解酵素の活性化、表皮内カルシウムイオン濃度勾配の変化などが起こり、ケラチノサイトの増殖、分化に変化が起きる（皮膚の異常が皮膚の外から皮膚内部への方向に向かう。すなわち、アウトサイド→インサイド）。この変化は、健常な皮膚の場合バリア機能修復に向かうものの、過度な場合や長期化すると炎症を誘発する。

さらに、炎症により、表皮の分化に異常が生じた場合、バリア形成異常が起き、上記のような一連の表皮の反応により、炎症が悪化する（インサイド→アウトサイド→インサイドの両方向性の悪循環）[88]。詳述すると以下になる。

インサイド→アウトサイドでは：炎症によるケラチノサイトの正常な分化の低下→表皮透過バリア、抗菌バリア機能、抗酸化バリア機能などの低下→過度の水分の喪失、化学物質の侵入、細菌の侵入→炎症の悪化→ケラチノサイトの正常な分化の低下、となる。

アウトサイド→インサイドでは：表皮透過バリア、抗菌バリア機能、抗酸化バリア機能などの低下→過度の水分の喪失、化学物質の侵入、細菌の侵入→炎症の誘発→ケラチノサイトの正常な分化の低下、となる。したがって、この悪循環を阻害することで、皮膚の機能は正常化する。

インサイド→アウトサイドの経路の場合は、薬剤治療で炎症を軽減させ、同時に、あるいは薬剤治療後に、化粧品により表皮の透過バリア機能の維持と改善を図る目的で、保湿剤や水分の蒸散を低下させる製剤（ワセリン、ラノリン、角層バリア構成脂質、疎水性物質、他）を塗布すると、悪循環の進行を抑制することが可能となる。あるいは、皮膚表面を化粧品で被覆することにより、皮膚を保護することができる。これらの効果の結果、アウトサイド→インサイドの経路が断たれ、炎症の悪化は低下する。すでに、臨床でアトピー性皮膚炎の治療に、このようなスキンケアが有効であることが実証され[89]、また利用されている[42][90]。

9　総括

本章では、皮膚に固有の機能や、代謝、あるいは構造を持つ、皮下脂肪組織、皮脂腺、表皮の脂質を取り上げた。機器分析技術が急速に進んでおり、皮膚に含まれる少量成分の新規の構造の脂質が見出され、その皮膚の生理的および病態的な作用が明らかになると考えられる。また、皮膚の疾患、加齢、部位などによる脂質成分の違いや変化が調べられ、脂質の皮膚における役割がより明らかになると期待される。

現時点では、皮膚で、特に表皮で、固有な脂質成分の生合成機構の解明が進んでいることから、本章では脂質の生合成について紙面を費やした。しかし、その生合成の調節機構の検討は十分に進んでおらず、その解明は今後の課題である。また、毛における脂質の役割は十分に明らかにされていないことから、本章では取り上げなかった。構造的な役割に加え、脂質メディエーターとして、毛包細胞の増殖、分化、あるいは毛周期を調節している可能性もあり得る。

最終項（「8　化粧品による皮膚機能の改善と皮膚病の治療効果」）で述べたように、生理活性成分を配合しなくても皮膚機能の改善と維持に化粧品が医薬品・医薬部外品と同列で役割を果たすことを、化粧品開発において念頭に置く必要がある。

謝辞

本章をまとめるにあたり、助言を頂きました木原章雄先生（北海道大学薬学研究科）、伊藤眞里先生（伊藤免疫アレルギー研究所所長、東京医科大学医学総合研究所客員講師）、濱中すみ子先生（医療法人はまなか皮フ科クリニック院長）に深く感謝の意を表します。

引用文献

1) P. E. Pochi, J. S. Strauss, Endocrinologic control of the development and activity of the human sebaceous gland, J Invest Dermatol, 62 (1974) 191–201.

2) S. Das, R. V. Reynolds, Recent advances in acne pathogenesis : implications for therapy, Am J Clin Dermatol, 15 (2014) 479–488.

3) W. Juntachai, T. Oura, S. Kajiwara, Purification and characterization of a secretory lipolytic enzyme, MgLIP2, from Malassezia globosa, Microbiology, 157 (2011) 3492–3499.

4) Y. W. Lee, S. Y. Lee, Y. Lee, W. H. Jung, Evaluation of Expression of Lipases and Phospholipases of Malassezia restricta in Patients with Seborrheic Dermatitis, Ann Dermatol, 25 (2013) 310–314.

5) Y. M. DeAngelis, C. W. Saunders, K. R. Johnstone, N. L. Reeder, C. G. Coleman, J. R. Kaczvinsky, Jr., C. Gale, R. Walter, M. Mekel, M. P. Lacey, T. W. Keough, A. Fieno, R. A. Grant, B. Begley, Y. Sun, G. Fuentes, R. S. Youngquist, J. Xu, T. L. Dawson, Jr., Isolation and expression of a Malassezia globosa lipase gene, LIP1, J Invest Dermatol, 127 (2007) 2138–2146.

6) H. Brockerhoff, R. J. Hoyle, P. C. Hwang, Incorporation of fatty acids of marine origin into triglycerides and phospholipids of mammals, Biochim Biophys Acta, 144 (1967) 541–548.

7) F. B. Shorland, Z. Czochanska, I. A. Prior, Studies on fatty acid composition of adipose tissue and blood lipids of Polynesians, Am J Clin Nutr, 22 (1969) 594–605.

8) S. Kawara, R. Mydlarski, A. J. Mamelak, I. Freed, B. Wang, H. Watanabe, G. Shivji, S. K. Tavadia, H. Suzuki, G. A. Bjarnason, R. C. Jordan, D. N. Sauder, Low–dose ultraviolet B rays alter the mRNA expression of the circadian clock genes in cultured human keratinocytes, J Invest Dermatol, 119 (2002) 1220–1223.

9) L. Samuels, L. Kunst, R. Jetter, Sealing plant surfaces : cuticular wax formation by epidermal cells, Annu Rev Plant Biol, 59 (2008) 683–707.

10) R. H. Rice, H. Green, The cornified envelope of terminally differentiated human epidermal keratinocytes consists of cross-linked protein, Cell, 11 (1977) 417–422.

11) P. W. Wertz, D. T. Downing, Covalent attachment of omega-hydroxyacid derivatives to epidermal macromolecules : a preliminary characterization, Biochemical and Biophysical Research Communications, 137 (1986) 992–997.

12) Y. Uchida, W. M. Holleran, Omega-O-acylceramide, a lipid essential for mammalian survival, J Dermatol Sci, 51 (2008) 77–87.

13) K. R. Feingold, M. Q. Man, G. K. Menon, S. S. Cho, B. E. Brown, P. M. Elias, Cholesterol synthesis is required for cutaneous barrier function in mice, Journal of Clinical Investigation, 86 (1990) 1738–1745.

14) A. Jakobsson, R. Westerberg, A. Jacobsson, Fatty acid elongases in mammals : their regulation and roles in metabolism, Prog Lipid Res, 45 (2006) 237–249.

15) Y. Ohno, S. Suto, M. Yamanaka, Y. Mizutani, S. Mitsutake, Y. Igarashi, T. Sassa, A. Kihara, ELOVL1 production of C24 acyl-CoAs is linked to C24 sphingolipid synthesis, Proc Natl Acad Sci U S A, 107 (2010) 18439–18444.

16) H. Guillou, D. Zadravec, P. G. Martin, A. Jacobsson, The key roles of elongases and desaturases in mammalian fatty acid metabolism : Insights from transgenic mice, Prog Lipid Res, 49 (2010) 186–199.

17) Y. Uchida, The role of fatty acid elongation in epidermal structure and function, Dermatoendocrinol, 3 (2011) 65–69.

18) V. Vasireddy, Y. Uchida, N. Salem, Jr., S. Y. Kim, M. N. Mandal, G. B. Reddy, R. Bodepudi, N. L. Alderson, J. C. Brown, H. Hama, A. Dlugosz, P. M. Elias, W. M. Holleran, R. Ayyagari, Loss of functional ELOVL4 depletes very long-chain fatty acids (≥=C28) and the unique {omega}-O-acylceramides in skin leading to neonatal death, Hum Mol Genet, 16 (2007) 471-482.

19) V. Vasireddy, P. Wong, R. Ayyagari, Genetics and molecular pathology of Stargardt-like macular degeneration, Prog Retin Eye Res, 29 (2010) 191-207.

20) P. Barabas, A. Liu, W. Xing, C. K. Chen, Z. Tong, C. B. Watt, B. W. Jones, P. S. Bernstein, D. Krizaj, Role of ELOVL4 and very long-chain polyunsaturated fatty acids in mouse models of Stargardt type 3 retinal degeneration, Proc Natl Acad Sci U S A, 110 (2013) 5181-5186.

21) G. Karan, Z. Yang, K. Howes, Y. Zhao, Y. Chen, D. J. Cameron, Y. Lin, E. Pearson, K. Zhang, Loss of ER retention and sequestration of the wild-type ELOVL4 by Stargardt disease dominant negative mutants, Mol Vis, 11 (2005) 657-664.

22) T. Sassa, Y. Ohno, S. Suzuki, T. Nomura, C. Nishioka, T. Kashiwagi, T. Hirayama, M. Akiyama, R. Taguchi, H. Shimizu, S. Itohara, A. Kihara, Impaired epidermal permeability barrier in mice lacking elovl1, the gene responsible for very-long-chain fatty acid production, Mol Cell Biol, 33 (2013) 2787-2796.

23) N. L. Alderson, B. M. Rembiesa, M. D. Walla, A. Bielawska, J. Bielawski, H. Hama, The Human FA2H Gene Encodes a Fatty Acid 2-Hydroxylase, Journal of Biological Chemistry, 279 (2004) 48562-48568.

24) G. M. Gray, H. J. Yardley, Lipid compositions of cells isolated from pig, human, and rat epidermis, Journal of Lipid Research, 16 (1975) 434-440.

25) Y. Uchida, M. Hara, H. Nishio, E. Sidransky, S. Inoue, F. Otsuka, A. Suzuki, P. M. Elias, W. M. Hol-

leran, S. Hamanaka, Epidermal sphingomyelins are precursors for selected stratum corneum ceramides, J Lipid Res, 41 (2000) 2071–2082.
26) Y. Uchida, H. Hama, N. L. Alderson, S. Douangpanya, Y. Wang, D. A. Crumrine, P. M. Elias, W. M. Holleran, Fatty acid 2-hydroxylase, encoded by FA2H, accounts for differentiation-associated increase in 2-OH ceramides during keratinocyte differentiation, J Biol Chem, 282 (2007) 13211–13219.
27) M. C. Kruer, C. Paisan-Ruiz, N. Boddaert, M. Y. Yoon, H. Hama, A. Gregory, A. Malandrini, R. L. Woltjer, A. Munnich, S. Gobin, B. J. Polster, S. Palmeri, S. Edvardson, J. Hardy, H. Houlden, S. J. Hayflick, Defective FA2H leads to a novel form of neurodegeneration with brain iron accumulation (NBIA), Ann Neurol, 68 (2010) 611–618.
28) V. Kota, H. Hama, 2'-Hydroxy ceramide in membrane homeostasis and cell signaling, Adv Biol Regul, 54 (2014) 223–230.
29) Y. Ohno, S. Nakamichi, A. Ohkuni, N. Kamiyama, A. Naoe, H. Tsujimura, U. Yokose, K. Sugiura, J. Ishikawa, M. Akiyama, A. Kihara, Essential role of the cytochrome P450 CYP4F22 in the production of acylceramide, the key lipid for skin permeability barrier formation, Proc Natl Acad Sci U S A, 112 (2015) 7707–7712.
30) N. M. Giusto, S. J. Pasquare, G. A. Salvador, M. G. Ilincheta de Boschero, Lipid second messengers and related enzymes in vertebrate rod outer segments, J Lipid Res, 51 (2010) 685–700.
31) C. L. Yen, S. J. Stone, S. Koliwad, C. Harris, R. V. Farese, Jr., Thematic review series : glycerolipids. DGAT enzymes and triacylglycerol biosynthesis, J Lipid Res, 49 (2008) 2283–2301.
32) S. J. Stone, H.　M. Myers, S. M. Watkins, B. E. Brown, K. R. Feingold, P. M. Elias, R. V. Farese, Jr., Lipopenia and skin barrier abnormalities in DGAT2-deficient mice, J Biol Chem, 279 (2004)

11767–11776.

33) Y. Masukawa, H. Narita, E. Shimizu, N. Kondo, Y. Sugai, T. Oba, R. Homma, J. Ishikawa, Y. Takagi, T. Kitahara, Y. Takema, K. Kita, Characterization of overall ceramide species in human stratum corneum, J Lipid Res,(2008).

34) Y. Uchida, Y. Cho, S. Moradian, J. Kim, K. Nakajima, D. Crumrine, K. Park, M. Ujihara, M. Akiyama, H. Shimizu, W. M. Holleran, S. Sano, P. M. Elias, Neutral lipid storage leads to acylceramide deficiency, likely contributing to the pathogenesis of Dorfman–Chanarin syndrome, J Invest Dermatol, 130 (2010) 2497–2499.

35) F. P. Radner, I. E. Streith, G. Schoiswohl, M. Schweiger, M. Kumari, T. O. Eichmann, G. Rechberger, H. C. Koefeler, S. Eder, S. Schauer, H. C. Theussl, K. Preiss–Landl, A. Lass, R. Zimmermann, G. Hoefler, R. Zechner, G. Haemmerle, Growth retardation, impaired triacylglycerol catabolism, hepatic steatosis, and lethal skin barrier defect in mice lacking comparative gene identification–58 (CGI–58), J Biol Chem, 285 (2010) 7300–7311.

36) S. Hamanaka, S. Nakazawa, M. Yamanaka, Y. Uchida, F. Otsuka, Glucosylceramide accumulates preferentially in lamellar bodies in differentiated keratinocytes, Br J Dermatol, 152 (2005) 426–434.

37) E. Houben, W. M. Holleran, T. Yaginuma, C. Mao, L. M. Obeid, V. Rogiers, Y. Takagi, P. M. Elias, Y. Uchida, Differentiation–associated expression of ceramidase isoforms in cultured keratinocytes and epidermis, J Lipid Res, 47 (2006) 1063–1070.

38) T. K. Lin, D. Crumrine, L. D. Ackerman, J. L. Santiago, T. Roelandt, Y. Uchida, M. Hupe, G. Fabrias, J. L. Abad, R. H. Rice, P. M. Elias, Cellular Changes that Accompany Shedding of Human Corneocytes, J Invest Dermatol, 132 (2012) 2430–2439.

39) K. Hanada, K. Kumagai, S. Yasuda, Y. Miura, M. Kawano, M. Fukasawa, M. Nishijima, Molecular machinery for non-vesicular trafficking of ceramide, Nature, 426 (2003) 803-809.
40) M. Akiyama, Y. Sugiyama-Nakagiri, K. Sakai, J. R. McMillan, M. Goto, K. Arita, Y. Tsuji-Abe, N. Tabata, K. Matsuoka, R. Sasaki, D. Sawamura, H. Shimizu, Mutations in lipid transporter ABCA12 in harlequin ichthyosis and functional recovery by corrective gene transfer, J Clin Invest, 115 (2005) 1777-1784.
41) G. Schmitz, G. Müller, Structure and function of lamellar bodies, lipid-protein complexes involved in storage and secretion of cellular lipids, Journal of Lipid Research, 32 (1991) 1539-1570.
42) P. M. Elias, Lipid abnormalities and lipid-based repair strategies in atopic dermatitis, Biochim Biophys Acta, 1841 (2014) 323-330.
43) A. Ishida-Yamamoto, M. Simon, M. Kishibe, Y. Miyauchi, H. Takahashi, S. Yoshida, T. J. O'Brien, G. Serre, H. Iizuka, Epidermal lamellar granules transport different cargoes as distinct aggregates, J Invest Dermatol, 122 (2004) 1137-1144.
44) L. den Hollander, H. Han, M. de Winter, L. Svensson, S. Masich, B. Daneholt, L. Norlen, Skin Lamellar Bodies are not Discrete Vesicles but Part of a Tubuloreticular Network, Acta Derm Venereol,(2015).
45) A. Ishida-Yamamoto, M. Kishibe, H. Takahashi, H. Iizuka, Rab11 is associated with epidermal lamellar granules, J Invest Dermatol, 127 (2007) 2166-2170.
46) N. Loiseau, Y. Obata, S. Moradian, H. Sano, S. Yoshino, K. Aburai, K. Takayama, K. Sakamoto, W. M. Holleran, P. M. Elias, Y. Uchida, Altered sphingoid base profiles predict compromised membrane structure and permeability in atopic dermatitis, J Dermatol Sci, 72 (2013) 296-303.

47) N. Goto-Inoue, T. Hayasaka, Y. Sugiura, T. Taki, Y. T. Li, M. Matsumoto, M. Setou, High-sensitivity analysis of glycosphingolipids by matrix-assisted laser desorption/ionization quadrupole ion trap time-of-flight imaging mass spectrometry on transfer membranes, J Chromatogr B Analyt Technol Biomed Life Sci, 870 (2008) 74-83.

48) T. Horikoshi, S. Igarashi, H. Uchiwa, H. Brysk, M. M. Brysk, Role of endogenous cathepsin D-like and chymotrypsin-like proteolysis in human epidermal desquamation, Br J Dermatol, 141 (1999) 453-459.

49) Y. Zheng, H. Yin, W. E. Boeglin, P. M. Elias, D. Crumrine, D. R. Beier, A. R. Brash, Lipoxygenases mediate the effect of essential fatty acid in skin barrier formation : a proposed role in releasing omega-hydroxyceramide for construction of the corneocyte lipid envelope, J Biol Chem, 286 (2011) 24046-24056.

50) Z. Nemes, L. N. Marekov, L. Fésüs, P. M. Steinert, A novel function for transglutaminase 1 : attachment of long-chain omega-hydroxyceramides to involucrin by ester bond formation, Proceedings of the National Academy of Sciences of the United States of America, 96 (1999) 8402-8407.

51) P. M. Elias, M. Schmuth, Y. Uchida, R. H. Rice, M. Behne, D. Crumrine, K. R. Feingold, W. M. Holleran, D. Pharm, Basis for the permeability barrier abnormality in lamellar ichthyosis, Exp Dermatol, 11 (2002) 248-256.

52) H. M. Sheu, S. C. Chao, T. W. Wong, J. Yu-Yun Lee, J. C. Tsai, Human skin surface lipid film : an ultrastructural study and interaction with corneocytes and intercellular lipid lamellae of the stratum corneum, Br J Dermatol, 140 (1999) 385-391.

53) P. W. Wertz, S. W.t. Colton, D. T. Downing, Comparison of the hydroxyacids from the epidermis

and from the sebaceous glands of the horse, Comparative Biochemistry and Physiology. B : Comparative Biochemistry, 75（1983）217–220.

54) S. W.t. Colton, D. T. Downing, Variation in skin surface lipid composition among the Equidae, Comp Biochem Physiol B, 75（1983）429–433.

55) M. M. Man, K. R. Feingold, C. R. Thornfeldt, P. M. Elias, Optimization of physiological lipid mixtures for barrier repair, Journal of Investigative Dermatology, 106（1996）1096–1101.

56) G. K. Menon, S. Grayson, P. M. Elias, Ionic calcium reservoirs in mammalian epidermis : ultrastructural localization by ion-capture cytochemistry, Journal of Investigative Dermatology, 84（1985）508–512.

57) D. G. Fatouros, H. W. Groenink, A. M. de Graaff, A. C. van Aelst, H. K. Koerten, J. A. Bouwstra, Visualization studies of human skin in vitro/in vivo under the influence of an electrical field, Eur J Pharm Sci, 29（2006）160–170.

58) A. Ishida-Yamamoto, S. Igawa, Genetic skin diseases related to desmosomes and corneodesmosomes, J Dermatol Sci, 74（2014）99–105.

59) G. C. Charalambopoulou, T. A. Steriotis, A. C. Mitropoulos, K. L. Stefanopoulos, N. K. Kanellopoulos, A. Ioffe, Investigation of water sorption on porcine stratum corneum by very small angle neutron scattering, J Invest Dermatol, 110（1998）988–990.

60) I. Hatta, Skin Bioscience Structure and Function of Stratum Corneum, Journal of the adhesion society of Japan, 52（2016）145–151.

61) J. A. Bouwstra, P. L. Honeywell-Nguyen, G. S. Gooris, M. Ponec, Structure of the skin barrier and its modulation by vesicular formulations, Prog Lipid Res, 42（2003）1–36.

62) H. Nakazawa, T. Imai, I. Hatta, S. Sakai, S. Inoue, S. Kato, Low-flux electron diffraction study for

the intercellular lipid organization on a human corneocyte, Biochim Biophys Acta, 1828 (2013) 1424–1431.

63) H. Nakazawa, N. Ohta, I. Hatta, A possible regulation mechanism of water content in human stratum corneum via intercellular lipid matrix, Chem Phys Lipids, 165 (2012) 238–243.

64) A. Di Nardo, P. Wertz, A. Giannetti, S. Seidenari, Ceramide and cholesterol composition of the skin of patients with atopic dermatitis, Acta Dermato–Venereologica, 78 (1998) 27–30.

65) I. Angelova–Fischer, A. C. Mannheimer, A. Hinder, A. Ruether, A. Franke, R. H. Neubert, T. W. Fischer, D. Zillikens, Distinct barrier integrity phenotypes in filaggrin–related atopic eczema following sequential tape stripping and lipid profiling, Exp Dermatol, 20 (2011) 351–356.

66) G. Imokawa, A. Abe, K. Jin, Y. Higaki, M. Kawashima, A. Hidano, Decreased level of ceramides in stratum corneum of atopic dermatitis : an etiologic factor in atopic dry skin?, Journal of Investigative Dermatology, 96 (1991) 523–526.

67) O. Bleck, D. Abeck, J. Ring, U. Hoppe, J. P. Vietzke, R. Wolber, O. Brandt, V. Schreiner, Two ceramide subfractions detectable in Cer (AS) position by HPTLC in skin surface lipids of non–lesional skin of atopic eczema, J Invest Dermatol, 113 (1999) 894–900.

68) M. Janssens, J. van Smeden, G. S. Gooris, W. Bras, G. Portale, P. J. Caspers, R. J. Vreeken, T. Hankemeier, S. Kezic, R. Wolterbeek, A. P. Lavrijsen, J. A. Bouwstra, Increase in short–chain ceramides correlates with an altered lipid organization and decreased barrier function in atopic eczema patients, J Lipid Res, 53 (2012) 2755–2766.

69) V. S. Thakoersing, J. van Smeden, A. A. Mulder, R. J. Vreeken, A. El Ghalbzouri, J. A. Bouwstra, Increased Presence of Monounsaturated Fatty Acids in the Stratum Corneum of Human Skin Equivalents, J Invest Dermatol,(2012).

70) K. Higuchi, J. Hara, R. Okamoto, M. Kawashima, G. Imokawa, The skin of atopic dermatitis patients contains a novel enzyme, glucosylceramide sphingomyelin deacylase, which cleaves the N-acyl linkage of sphingomyelin and glucosylceramide, Biochem J, 350 Pt 3 (2000) 747-756.
71) J. Hara, K. Higuchi, R. Okamoto, M. Kawashima, G. Imokawa, High-expression of sphingomyelin deacylase is an important determinant of ceramide deficiency leading to barrier disruption in atopic dermatitis, J Invest Dermatol, 115 (2000) 406-413.
72) N. Amen, D. Mathow, M. Rabionet, R. Sandhoff, L. Langbein, N. Gretz, C. Jackel, H. J. Grone, R. Jennemann, Differentiation of epidermal keratinocytes is dependent on glucosylceramide : ceramide processing, Hum Mol Genet,(2013).
73) E. Sawada, N. Yoshida, A. Sugiura, G. Imokawa, Th1 cytokines accentuate but Th2 cytokines attenuate ceramide production in the stratum corneum of human epidermal equivalents : an implication for the disrupted barrier mechanism in atopic dermatitis, J Dermatol Sci, 68 (2012) 25-35.
74) Y. Hatano, H. Terashi, S. Arakawa, K. Katagiri, Interleukin-4 suppresses the enhancement of ceramide synthesis and cutaneous permeability barrier functions induced by tumor necrosis factor-alpha and interferon-gamma in human epidermis, J Invest Dermatol, 124 (2005) 786-792.
75) F. P. Radner, S. Marrakchi, P. Kirchmeier, G. J. Kim, F. Ribierre, B. Kamoun, L. Abid, M. Leipoldt, H. Turki, W. Schempp, R. Heilig, M. Lathrop, J. Fischer, Mutations in CERS3 cause autosomal recessive congenital ichthyosis in humans, PLoS Genet, 9 (2013) e1003536.
76) C. Lefevre, B. Bouadjar, V. Ferrand, G. Tadini, A. Megarbane, M. Lathrop, J. F. Prud'homme, J. Fischer, Mutations in a new cytochrome P450 gene in lamellar ichthyosis type 3, Hum Mol Genet, 15 (2006) 767-776.

77) K. Sugiura, T. Takeichi, K. Tanahashi, Y. Ito, T. Kosho, K. Saida, H. Uhara, R. Okuyama, M. Akiyama, Lamellar ichthyosis in a collodion baby caused by CYP4F22 mutations in a non-consanguineous family outside the Mediterranean, J Dermatol Sci, 72 (2013) 193-195.
78) Z. Yu, C. Schneider, W. E. Boeglin, A. R. Brash, Mutations associated with a congenital form of ichthyosis (NCIE) inactivate the epidermal lipoxygenases 12R-LOX and eLOX3, Biochim Biophys Acta, 1686 (2005) 238-247.
79) P. M. Elias, M. L. Williams, E. H. Choi, K. R. Feingold, Role of cholesterol sulfate in epidermal structure and function : lessons from X-linked ichthyosis, Biochim Biophys Acta, 1841 (2014) 353-361.
80) M. F. Denning, M. G. Kazanietz, P. M. Blumberg, S. H. Yuspa, Cholesterol sulfate activates multiple protein kinase C isoenzymes and induces granular cell differentiation in cultured murine keratinocytes, Cell Growth Differ, 6 (1995) 1619-1626.
81) M. E. Maloney, M. L. Williams, E. H. Epstein, Jr., M. Y. Law, P. O. Fritsch, P. M. Elias, Lipids in the pathogenesis of ichthyosis : topical cholesterol sulfate-induced scaling in hairless mice, Journal of Investigative Dermatology, 83 (1984) 252-256.
82) E. Sidransky, D. M. Sherer, E. I. Ginns, Gaucher disease in the neonate : a distinct Gaucher phenotype is analogous to a mouse model created by targeted disruption of the glucocerebrosidase gene, Pediatr Res, 32 (1992) 494-498.
83) K. Park, P. M. Elias, K. O. Shin, Y. M. Lee, M. Hupe, A. W. Borkowski, R. L. Gallo, J. Saba, W. M. Holleran, Y. Uchida, A novel role of a lipid species, sphingosine-1-phosphate, in epithelial innate immunity, Mol Cell Biol, 33 (2013) 752-762.
84) K. Park, H. Ikushiro, H. S. Seo, K. O. Shin, Y. I. Kim, J. Y. Kim, Y. M. Lee, T. Yano, W. M. Hol-

leran, P. Elias, Y. Uchida, ER stress stimulates production of the key antimicrobial peptide, cathelicidin, by forming a previously unidentified intracellular S1P signaling complex, Proc Natl Acad Sci U S A, 113（2016）E1334–1342.
85）K. Park, P. M. Elias, Y. Oda, D. Mackenzie, T. Mauro, W. M. Holleran, Y. Uchida, Regulation of Cathelicidin Antimicrobial Peptide Expression by an Endoplasmic Reticulum（ER）Stress Signaling, Vitamin D Receptor–independent Pathway, J Biol Chem, 286（2011）34121–34130.
86）Y. I. Kim, K. Park, J.　Y. Kim, H. S. Seo, K. O. Shin, Y. M. Lee, W. M. Holleran, P. M. Elias, Y. Uchida, An endoplasmic reticulum stress–initiated sphingolipid metabolite, ceramide–1–phosphate, regulates epithelial innate immunity by stimulating beta–defensin production, Mol Cell Biol, 34（2014）4368–4378.
87）O. Tanno, Y. Ota, N. Kitamura, T. Katsube, S. Inoue, Nicotinamide increases biosynthesis of ceramides as well as other stratum corneum lipids to improve the epidermal permeability barrier, Br J Dermatol, 143（2000）524–531.
88）P. M. Elias, Y. Hatano, M. L. Williams, Basis for the barrier abnormality in atopic dermatitis：outside–inside–outside pathogenic mechanisms, J Allergy Clin Immunol, 121（2008）1337–1343.
89）D. W. Miller, S.　B. Koch, B. A. Yentzer, A. R. Clark, J. R. O'Neill, J. Fountain, T. M. Weber, A. B. Fleischer, Jr., An over–the–counter moisturizer is as clinically effective as, and more cost–effective than, prescription barrier creams in the treatment of children with mild–to–moderate atopic dermatitis：a randomized, controlled trial, J Drugs Dermatol, 10（2011）531–537.
90）K. L. Hon, A. K. Leung, B. Barankin, Barrier repair therapy in atopic dermatitis：an overview, Am J Clin Dermatol, 14（2013）389–399.
91）K. Kawahara, H. Hohjoh, T. Inazumi, S. Tsuchiya, Y. Sugimoto, Prostaglandin E2–induced inflam-

mation : Relevance of prostaglandin E receptors, Biochim Biophys Acta, 1851 (2015) 414-421.
92) W. H. Su, M. H. Cheng, W. L. Lee, T. S. Tsou, W. H. Chang, C. S. Chen, P. H. Wang, Nonsteroidal anti-inflammatory drugs for wounds : pain relief or excessive scar formation?, Mediators Inflamm, 2010 (2010) 413238.
93) J. E. Rundhaug, M. S. Simper, I. Surh, S. M. Fischer, The role of the EP receptors for prostaglandin E2 in skin and skin cancer, Cancer Metastasis Rev, 30 (2011) 465-480.
94) C. Iwata, N. Akimoto, T. Sato, Y. Morokuma, A. Ito, Augmentation of lipogenesis by 15-deoxy-Delta12,14-prostaglandin J2 in hamster sebaceous glands : identification of cytochrome P-450-mediated 15-deoxy-Delta12,14-prostaglandin J2 production, J Invest Dermatol, 125 (2005) 865-872.
95) B. Garcia-Bueno, J. L. Madrigal, I. Lizasoain, M. A. Moro, P. Lorenzo, J. C. Leza, The anti-inflammatory prostaglandin 15d-PGJ2 decreases oxidative/nitrosative mediators in brain after acute stress in rats, Psychopharmacology (Berl), 180 (2005) 513-522.
96) T. Biro, B. I. Toth, G. Hasko, R. Paus, P. Pacher, The endocannabinoid system of the skin in health and disease : novel perspectives and therapeutic opportunities, Trends Pharmacol Sci, 30 (2009) 411-420.
97) I. Reines, M. Kietzmann, R. Mischke, T. Tschernig, A. Luth, B. Kleuser, W. Baumer, Topical application of sphingosine-1-phosphate and FTY720 attenuate allergic contact dermatitis reaction through inhibition of dendritic cell migration, J Invest Dermatol, 129 (2009) 1954-1962.
98) W. Baumer, K. Rossbach, R. Mischke, I. Reines, I. Langbein-Detsch, A. Luth, B. Kleuser, Decreased concentration and enhanced metabolism of sphingosine-1-phosphate in lesional skin of dogs with atopic dermatitis : disturbed sphingosine-1-phosphate homeostasis in atopic der-

matitis, J Invest Dermatol, 131 (2011) 266-268.
99) A. S. Paller, S. L. Arnsmeier, M. Alvarez-Franco, E. G. Bremer, Ganglioside GM3 inhibits the proliferation of cultured keratinocytes, Journal of Investigative Dermatology, 100 (1993) 841-845.
100) A. S. Paller, S. L. Arnsmeier, G. J. Fisher, Q. C. Yu, Ganglioside GT1b induces keratinocyte differentiation without activating protein kinase C, Experimental Cell Research, 217 (1995) 118-124.

～コラム：幻の脂質、オメガ-O-アシルスフィンゴミエリン～

幻の脂質、ω-O-acylsphingmyelin

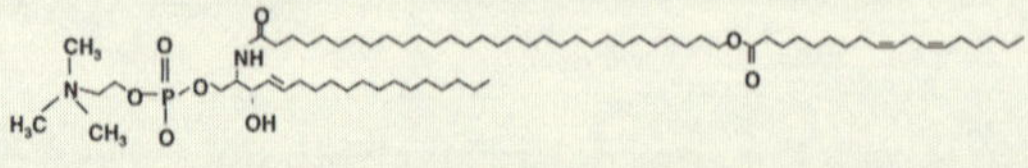

皮膚のセラミドの構造解析の第一人者、アイオア大学の故Donald T. Downing 教授に（おそらく）1995年の米国研究皮膚科学会で初めて会う機会を得た。同僚の故Mary E. Stewart 博士と参加されていた。多様な分子種から構成される陸棲の哺乳動物の角層に含まれるセラミドは、透過バリアの形成に重要な働きをしている。オメガ位置が水酸基化され、その水酸基がアシル（ほとんどがリノール酸）化された超長鎖脂肪酸残基（炭素鎖長28-34）を含むセラミド（オメガ-O-アシルセラミド）は陸棲の哺乳動物の分化した表皮で唯一生合成される。表皮の顆粒層で産生されたセラミドのほとんどは、グルコシル化またはホスホコリン化されて、各々、グルコシルセラミドとスフィンゴミエリンになり、顆粒層から角層に移行する際に、再度、グルコシルセラミドはβ-グルコセレブロシダーゼにより、スフィンゴミエリンはスフィンゴミエリナーゼにより、セラミドに変換され、バリアの構成成分となる。

　1990年代には表皮のグルコシルセラミド分子種の構造解析は進んでいた。しかし、スフィンゴミエリンの分子種については十分に検討がなされていなかったこともあり、私はスフィンゴミエリンからも、オメガ-O-アシルセラミドを含めて、すべての分子種の角層セラミドが生成されるものと考えていた。Dowsing 教授に私の角層のセラミドの形成についての考えを話し、オメガ-O-スフィンゴミエリンの構造解析は終了しているのですか？　と尋ねたところ、「スフィンゴミエリンから、角層のセラミドは生成されない」との意外な回答が戻ってきた。1990年中頃には彼の研究室以外にオメガ-O-スフィンゴミエリンの構造に興味を持つ研究者はいないと考えていた。それなら、オメガ-O-アシルスフィンゴミエリンを同定してみせようと考えた。

オメガ-O-アシルスフィンゴミエリンは天然界で同定されていない新規物質であり、物質特許の取得も可能であった。　勤務していたカネボウ化粧品研究所で研究実施の承認をもらい、分析の準備を始めた。1996年の夏に共同研究をしていた防府労災病院の皮膚科部長、濱中すみ子先生（現、はまなか皮フ科クリニック院長）を訪ね、先生が保存されているヒトの表皮脂質抽出物をいただいた。　筆者は1992-92年に留学していたカルフォルニア大学医学部サンフランシスコ校皮膚科のエライアス先生・ホレラン先生の研究室で、1996年10月より、再度、研究することになっていたため、スフィンゴミエリンの分析は同僚の原真理子研究員（現、慶応大学医学部薬理学教室、講師）に委ねて渡米した。　彼女は、あらゆる角度から詳細にスフィンゴミエリンの分析を行なった。しかし、オメガ-O-アシルスフィンゴミエリンは見つからなかった。2年後に小田原の研究所に戻り、特許はもとより、徒労と化したプロジェクトを如何に終わらせるか考えあぐんでいた。

帰国後しばらくして、フェデラルエクスプレス便でホレラン先生より、β-グルコセレブロシダーゼ酵素活性を喪失したゴーシェ病*のモデルマウスの皮膚が届いた。角層のグルコシルセラミドの蓄積とセラミドの低下を確認して欲しいとのことであった。脂質を抽出し、薄層クロマトグラフィーを行なった。予想通り、アシルグルコシルセラミドを含めて、すべてのグルコシルセラミドの分子種のバンドが認められ、また、これらグルコシルセラミドが蓄積していた。次に、セラミドを調べた。確かにアシルセラミドを含めて、いくつかのバンドは消えていた。しかし、鮮明な3本のバンドが残されていた。ゴーシェ病モデルマウスは、グルコシルセラミドからセラミドへの変換ができないことから、3本のバンドのセラミドはスフィンゴミエリン由来からセラミドに変換させた。生成されたセラミドは、薄層クロマトグラフィー上、ゴーシェ病モデルマウス角層のセラミドと同じ移動性を示した。これら3本のバンドのセラミドの構造を解析した結果、スフィンゴミエリンのセラミド骨格の構造と一致していた（二つのバンドのセラミドは脂肪酸の炭素鎖長の違いであり、分子種的には2種のセラミド分子種である）。

この結果は、限られた分子種であるものの角層セラミドはスフィンゴミエリンからも合成されることを物語っていた。角層の表皮のスフィンゴミエリンの構造解析に続いて、濱中先生と原研究員とともにヒトの表皮のグルコシルセラミドの構造解析も終了させた。一連の研究成果は二つの論文（J Lipid Res 41：2071-82, 2000 ＆ J Invest Dermatol 119：416-23, 2002）にまとめられた。新規脂質と予想したオメガ-O-アシルスフィンゴミエリンは幻の分子となり、物質特許は夢と化した。しかし、思いがけずに角層のセラミド分子種の起源を明らかにすることが

130

できた。グルコシルセラミドからはすべての分子種のセラミドが生成され、また、スフィンゴミエリンからは2種の分子種のセラミドが生成される。角層の脂質分析で特定のセラミド分子種が低下していた場合、それがグルコシルセラミドとスフィンゴミエリンのどちらの生合成過程の影響によるかを知る術ともなり、バリア低下を伴う皮膚疾患の病因の解明と治療法開発に多少なりとも役立つと考えている。

*ゴーシェ病は遺伝性のスフィンゴ脂質代謝異常症の一つ。β-グルコセレブロシダーゼ遺伝子の変異部位の違いで、酵素活性の低下度に差がある。症状の最も重篤な2型ゴーシェ病の患者では、残存酵素活性が極めて低く、表皮透過バリアの形成不全を起こし、新生児期に死亡する症例が多い。

第4章

肌の老化

井上紳太郎

1　美と健康の実現と肌の老化

1−1　長寿の追求

40カ国以上のデータをもとに調査された最近の研究によると、高齢者の割合は１９００年以降増加し続けていたが、１００歳以降の死亡時年齢は１９９０年代初期以降横ばい状態であり、ヒトの限界寿命（生物学的に決められている上限の寿命）は１２５歳という。１２５歳まで生きられる確率は1万分の1ということなので、多くの人がこんなに長い人生を送れるわけではないが、我が国のような長寿社会では、単純に何歳まで生きたかということに加え、どれだけ健康で長寿を全うしたかが重要になってくる。すなわち、人生の質（クオリティー・オブ・ライフ、ＱＯＬ）を高めることが求められている。

古来は、時の権力者のみが不老不死や永遠の美を追い求めることができ、丹薬（金、水銀、ヒ素）、橘の実、人魚の肉、若い女性の血液などが、それを実現するための薬として信じられた。現在では、生活環境の向上に加え、医薬品・食品・化粧品領域の科学や技術の進歩により、権力者だけではなく一般庶民が美しく健康長寿を目指すことが可能になりつつある。

現に、２０１０年頃から老年科学（Geroscience）として知られるようになった研究領域の中で老化防御剤（geroprotector）の探索・評価が活発に行われており、最新のMoskalevらのデータベースによると、酵母、線虫、マウスなどで評価された２５０以上の老化防御剤が報告されている（http://www.geroprotectors.org/）。さらに、候補の中には、メトフォルミンのように、米国でＦＤＡ指導のもとヒトでの評価が開始されている老化防御剤も出てきた。

１－２　加齢と老化

加齢（aging）とは「生を受けた後、時間経過とともに個体に起こるすべての過程、現象」であり良し悪しは問わないが、老化（senescence）は「個体の成熟期以降、加齢とともに生体機能が低下し死に至る過程、現象」で、主として生体や生存に不利な過程あるいは現象を指す。文字通り考えると、アンチエイジング（抗加齢）、抗老化、あるいは老化防止ではそれぞれ意味が異なるはずだが、一般的には厳密に区別されていない。

加齢を物理的に止めることはできないので、アンチエイジングとは加齢変化を可能な限り遅らせる、あるいは加齢変化の程度を低減させることである。これに対し、抗老化や老化防止というのは、加齢過程での生体に不利な変化を止める、あるいは不利な変化の程度を軽減させることになる。一方、寿命は人が死に至るまでの生存期間であり、その質・内容は全く問われないが、健康長寿とは、寿命の中でできるだけ長期間高いＱＯＬを保つことである。すなわち、抗加齢と抗老化の方策を手に入れることが、健康長寿への道である。

1－3　見かけ年齢と健康長寿

人が美しく健康長寿であることの判断基準としては、一つは外見上の「見かけ年齢」が実年齢（暦年齢）より下回ること（若く見えること）、さらには、肌を含む身体の生理的あるいは機能的年齢が実年齢よりも下回ること（年齢を感じさせないくらい健康で活動的であること）である。言い換えると、前者は若々しさを、後者は健康を反映しており、これらは女性にとってはことさら総合的な美に直結している。

美と健康を保ち、高いＱＯＬを維持したまま長寿を実現することとは、老化を回避しながら美しく健康に歳を重ねていくことに他ならない。２００９年のデンマークの研究グループによる双子の追跡研究によると、見かけ年齢が若いほうが長生きするという。因果関係は明らかではないが、遺伝的背景が類似していても、ライフスタイルの差、すなわち食習慣や生活習慣から生き方に至るまでの様々な環境要因や社会的要因の差が、肌を含めた全身の老化進行の差として見かけ年齢の違いに反映されていると考えられる。この結果は、美と健康――すなわち老化を回避しながら美しく健康に歳を重ねていくこと――が長寿達成に密接に関わっていることを示している。

１―４　肌の老化と見かけ年齢

頭髪や眉の白髪化のような加齢変化に加え、シミ、シワ、たるみのような肌の老化症状は、見かけ年齢を決定付ける大きな要因である。肌の老化は、遺伝的背景による全身の老化の一つのサインとして捉えることができるが、肌ならではの特徴は、紫外線（ＵＶ）やストレスなどの外的環境要因の違いにより個人差を生み、結果として見かけ年齢の差の大きな要因になることである。

肌の老化は見かけ年齢の高さを自覚させるので、個人の行動やライフスタイルの変化を通じて、心理的に全身の老化に影響する可能性がある。実際、化粧により外見を魅力的にすることで、心理的にも社会的にもポジティブな変化をもたらすことができる。家に閉じこもりぎみの女性や介護施設のお年寄りが、お化粧することで自信を取り戻し、活動的・健康的になる例が知られていることからも、肌の老化や見かけ年齢と健康長寿とは相互に関連していると考えられる。

化粧品領域ではアンチエイジングあるいは抗老化は永遠のテーマであるが、このような背景から、皮膚を対象とした研究のみならず、最近では「美と健康」をホリスティックに捉えようとする動きが高まり、全身（心と身体）の加齢の過程と加齢に伴う老化の出現メカニズムや象徴について科学的に理解することが重要となってきた。本章では、最近の目覚しい老化研究の進歩を踏まえ、肌の老化を全身の加齢および老化の視点で考えてみたい。

2　老化の階層構造（分子レベルから個体まで）

見かけでは判別できない細胞や構成成分の老化と、組織（皮膚）の老化や個体の老化がそれぞれ互いに関連し合っていることが除々に明らかになりつつある（図4-1）。

2-1　分子レベルの老化

遺伝子、タンパク質、脂質などの細胞構成成分や細胞外成分は、活性酸素（ROS）による化学的酸化や、酸化酵素による構造変化により加齢という時間経過の中で変質する。特に

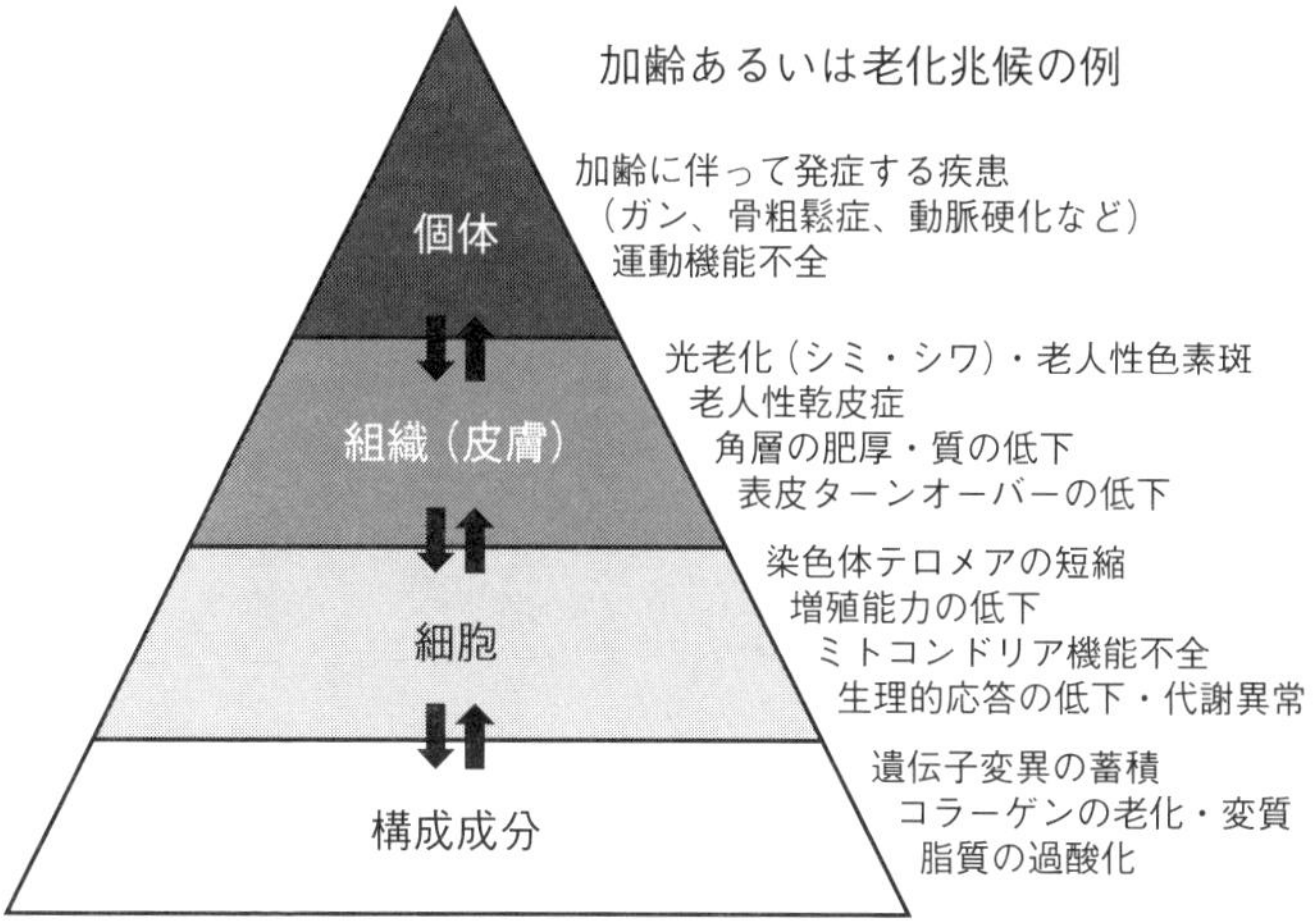

図 4-1　老化の階層構造

皮膚ではＵＶによる遺伝子やタンパク質の変質が特徴的である。この変質が結果的に細胞や生体に不具合を生じさせれば、これは分子レベルの老化ということができる。

他の臓器と比べ皮膚は環境因子としてのＵＶ（波長２９０～４００nm）を日常的に浴びるが、中でもＵＶＢ（波長２９０～３２０nm）は容易に表皮層に侵入してＤＮＡ損傷などの即時障害を起こし、一方ＵＶＡ（波長３２０～４００nm）はＵＶＢより低エネルギーではあるが皮膚深部にまで到達して真皮細胞外成分（細胞外マトリックス）にダメージを与える。皮膚内でＵＶエネルギーは生体分子の発色団（クロモフォア：ＵＶエネルギーを吸収できる化学的構造）に吸収され、ＵＶ特異的な構造変化や活性酸素を生じさせる。

ＵＶによるＤＮＡの損傷には、ＵＶＢのエネルギーにより直接生ずるものと活性酸素により生ずるものがある（後述）。また、体内においても細胞のミトコンドリアの活動などから活性酸素が発生しＤＮＡを絶えず傷つけている。しかし、私たちはいずれの損傷ＤＮＡに対しても即座に修復する能力を持っているため、たとえ長時間日光に曝されたとしても、すぐに皮膚がんになるわけではないし、全身の細胞が障害を受けるわけでもない。一方、例えば遺伝的にＵＶ誘導型ＤＮＡ損傷の修復ができない疾患（色素性乾皮症）では、早老皮膚症状を呈し皮膚がんリスクが高まる。加齢によってＵＶや活性酸素による損傷ＤＮＡの修復能が低下することが明らかになっており、損傷ＤＮＡや誤った修復（変異）の蓄積が細胞や皮膚、結果的には全身の老化につながる。

真皮の細胞外マトリックス（ECM：Extracellular Matrix）では、代謝回転（ターンオーバー）速度の遅いコラーゲンは組織に長くとどまるので、加齢とともに翻訳後修飾される。例えば、メイラード反応（褐変反応）により糖化されると、後期糖化生成物（AGE：Advanced Glycation End Products）ができ、リジルオキシダーゼによって酸化されると、ヒスチジノヒドロキシリジノノルロイシン（ＨＨＬ）化による架橋構造ができてコラーゲンは変質（老化）する。その他、タンパク質レベルの老化として、活性酸素によるカルボニル化、アルデヒド修飾などが知られている。糖尿病患者では若い年齢からＡＧＥ増加が見られるので、血糖値レベルが高いとコラーゲンのＡＧＥ化がより進行すると考えられる。

また、光加齢の過程ではエラスチンの変性とコラーゲン束の減少が除々に進行し、顕著な場合は特徴的な光老化皮膚症状を呈する。以上の例から、コラーゲンなどの分子レベルの老化は皮膚の老化に大きな影響を及ぼすことが分かる。最近の研究では、ターンオーバーが早い表皮ケラチンもＡＧＥ化され、角層のＡＧＥ化量（カルボキシメチルリジン）は、角層の厚さと正に、角層水分量と負に相関することから、表皮層でもＡＧＥ化が老化に関わる可能性が示されている。

脂質の老化例として過酸化物リポフスチンの形成があり、種々の組織・細胞内で加齢とともに蓄積し機能に障害をもたらす。皮膚では、ＵＶＡ誘導の光酸化ストレスがリソソーム内でのリポフスチンの除去を妨げることが真皮の光老化に関与しているとの報告がある。

このような環境因子（露光や食生活などの生活習慣）が老化に大きな影響を与える場合は、加齢に伴って個人差が拡大する傾向が見られる。また、細胞の足場としての機能が変化することにより、相互作用している細胞の機能変化や、加齢に伴う皮膚弾力性の低下の一因ともなる。図４-２に線維芽細胞を例に示したが、加齢変化やＵＶ、活性酸素刺激は、細胞の生理的機能を低下させて遺伝子の突然変異の蓄積やコラーゲンの老化を促進するので、さらに細

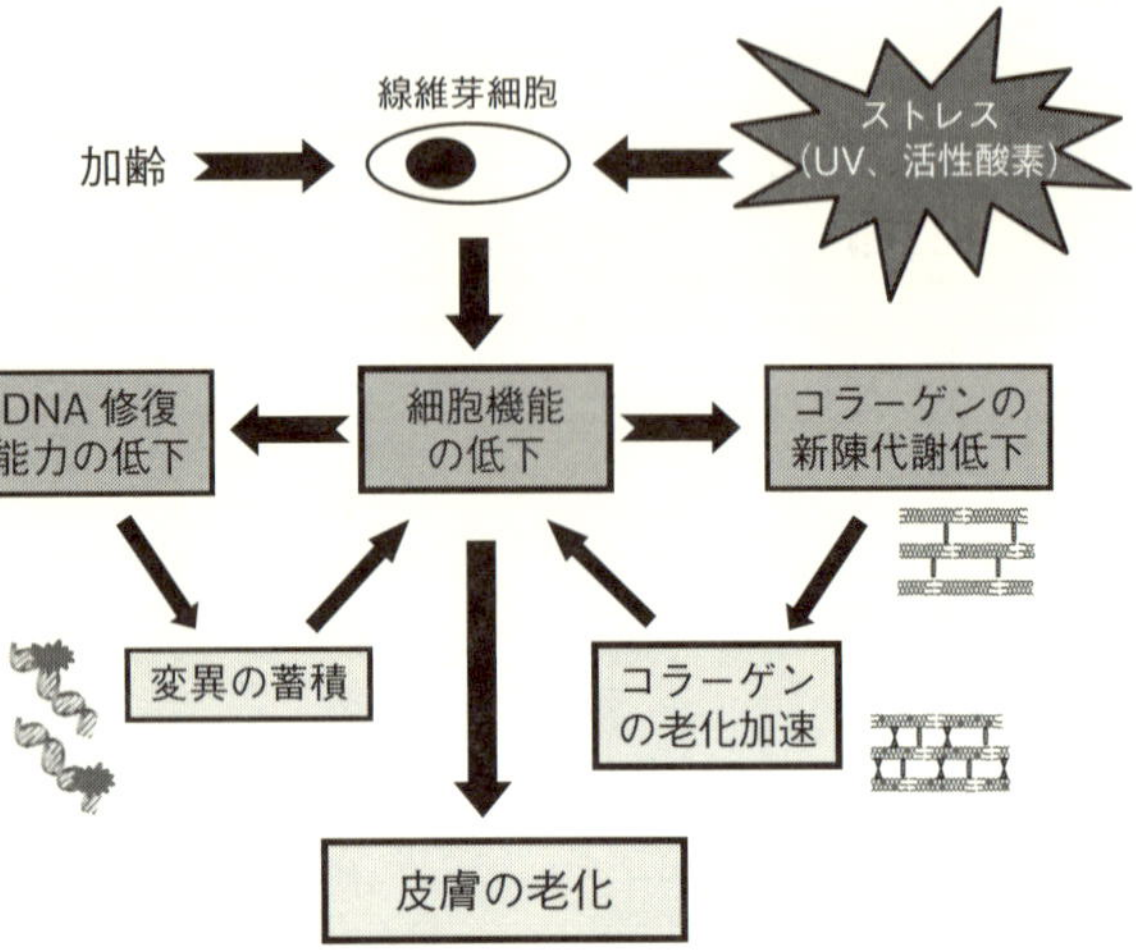

図 4-2　加齢やストレスが引き金となる細胞機能低下の悪循環と皮膚の老化

胞機能の低下を招くという悪循環のサイクルが形成され、皮膚の老化が進行する。

2-2　細胞老化（cell senescence）

細胞レベルの老化として最も良く知られている例は、加齢に伴うテロメアの短縮と、それによる細胞機能の変化である。テロメアは染色体末端で染色体を安定化し正常な細胞分裂に寄与しているが、細胞が分裂するたびに切断されて短くなり、やがて細胞の分裂能が失われる。同種の細胞で比較すると、細胞の加齢とともにテロメア長は短くなり、逆に、テロメア長が長い程、分裂可能回数も増加する。また、テロメアの機能不全はDNA損傷として認識され細胞老

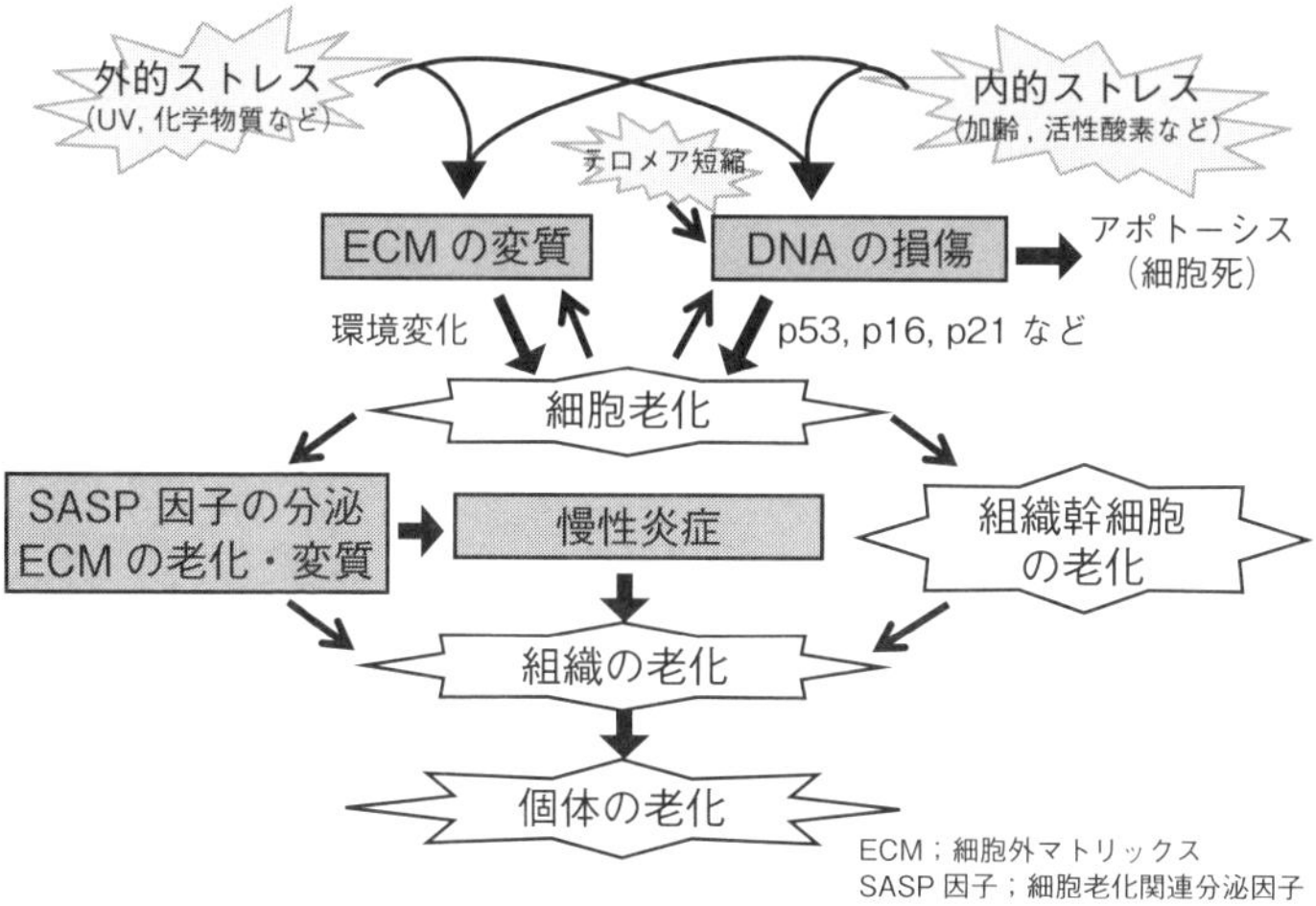

図4-3　細胞老化から個体老化への誘導

化（cell senescence）のシグナルとなる。

テロメア短縮・機能不全に加え、ＵＶや活性酸素などのストレスがＤＮＡ損傷の引き金になり、修復不能な損傷が生じる。これに応答して、ガン抑制遺伝子として知られるｐ53やｐ16などが活性化され、通常はアポトーシスで細胞死を誘導するが、アポトーシスを逃れた細胞は不可逆的に細胞分裂を停止して細胞老化の状態となる。これは、細胞のガン化を防ぐための生理的な応答とも言える（図4-3）。

細胞の維持や生存に必要な機能も含め、細胞の多くの生理機能は通常加齢とともに変化し、細胞老化に影響を与える。皮膚では、ＵＶによるＤＮＡ損傷のヌクレオチド除去修復（NER：Nucleotide Excision Repair）や、活性酸素によるDNA損傷の塩基除去修復能力（BER：Base Excision Repair）が加齢により低下し、突然変異の蓄積や細胞死の誘導につながる。ミトコンドリアの加齢による機能不全は活性酸素産生の増加による酸化ストレスを招き、細胞老化の要因となる。

2-3　細胞老化と組織（皮膚）の老化

表皮層では、加齢に伴うケラチノサイト（表皮細胞）の増殖能の低下により表皮および角層のターンオーバーが遅くなり、メラニン色素の停滞や、質の低い角層の重層化と水分保持能の低下をきたすために、結果として老人性乾燥肌になる。これに対し、炎症を伴う乾燥肌では、逆にケラチノサイトの過増殖による角層形成不全、角質細胞間脂質量の低下による経表皮水分蒸散量（TEWL：Transepidermal Water Loss）の増大（水分透過バリア機能の低下）が原因であり、メカニズムが全く異なる。

表皮は、加齢のみならず高血糖値を伴う糖尿病でもケラチノサイトの増殖能低下に伴って乾燥や角層ターンオーバーの低下のような老化皮膚様の変化を示す。このことは、環境因子としてのライフスタイルが、遺伝子やタンパク質などの分子レベルの老化や細胞の老化を介して、皮膚老化に関わっていることを示している。

臓器の再生に関わる種々の幹細胞は加齢やストレスによって細胞老化や機能変化を起こし、結果的に組織や臓器の老化を誘導する（図4-3）。例えば、毛包上部（バルジ領域）の色素幹細胞が加齢に伴ってＤＮＡ損傷ストレスを受けると、幹細胞の機能変化（未分化性の喪失）により幹細胞プールが枯渇して白髪になることが明らかになっている。

2-4　個体の老化

個体の老化は、皮膚、内臓、骨格、脳などの各組織の老化の結果として反映される。通常、人の老化の程度は、風貌や行動といった要素を総合的に判断し、いわゆる見かけ年齢として評価することができる。特に、機能のみならず外見も含む皮膚の老化（肌老化）は、個人の老化の認識にとって重要であり、見かけ年齢評価に大きな影響を及ぼす。当然のことながら、この点に関して化粧品の役割と期待は非常に大きい。

長年に及ぶＵＶ暴露や喫煙はシワあるいはシミの原因となり、明らかに見かけ年齢を高くする。また、生活環境により双生児間の見かけ年齢は大きく異なること、および見かけ年齢が若い人のほうが長生きすることが示されているので、肌の老化だけでなく寿命にも環境要因が関与している。さらに、高カロリー食で飼育したマウスやサルは、カロリー制限した個体より短命化することからも、遺伝的要因のみならず環境要因やライフスタイル（生活習慣）の差が老化の進行や寿命に関与することは疑いようがない。

一方で、ワーナー症候群、コケイン症候群、色素性乾皮症など単一遺伝子の変異によって若年から種々の老化徴候を示す、いわゆる早老症が存在するので、当然のことながら遺伝的要因も重要である。病的ではない老化に単一遺伝子がどの程度寄与するかは、各候補遺伝子についての詳しい検討が求められる。

3　これまでの老化研究の進展と課題

老化は、「なぜヒトは加齢により衰え死に至るのか？」、「健康と若さを保ち続けるにはどうすれば良いか？」などの命題と切り離せないテーマであり、これまで先人は膨大な研究を続けてきた。ここでは、老化研究における重要な点を化粧品の視点で簡潔に取り上げる。

3-1　一遺伝子変異によるヒト早老症、マウス早老症、および長寿マウスの解析研究

個体老化（全身の老化）に関しては、古くから単一遺伝子の変異による早老症を対象に研

究が行なわれてきた。確かに、全身の老化現象を単一遺伝子の機能不全で説明できることは魅力的である。早老症で若年から見られる共通症状としては、短寿命、老化皮膚、白髪・禿頭、不妊症、免疫異常が挙げられ、これらの症状に白内障、動脈硬化、骨粗鬆症、糖尿病、ガンなどの疾病を伴うことがある。皮膚の老化は共通の症状だが、皮膚細胞の単一遺伝子変異で説明できるか、他の臓器に由来する間接的な影響なのかを評価する必要がある。

種々の原因遺伝子がヒトやマウスで同定され研究されており、最新のGenAgeデータベース（http://genomics.senescence.info/genes/）によると、３００以上の遺伝子がヒトの老化に関わる候補遺伝子としてリストアップされている。ヒト早老症の例としては、ＷＲＮ遺伝子（ＲｅｃＱ ＤＮＡヘリカーゼを合成しＤＮＡの複製・修復・安定化に寄与）を原因とするウェルナー症候群（線維芽細胞のテロメア長が短い）、ＣＳ遺伝子（損傷ＤＮＡの転写共役修復（ＴＣＲ）に関与）を原因とするコケイン症候群、ＸＰ遺伝子（損傷ＤＮＡのヌクレオチド除去修復に関与）を原因とする色素性乾皮症、ＡＴＭ遺伝子（ＤＮＡ２重鎖切断部位修復に関与）を原因とする末梢血管拡張性運動失調症（線維芽細胞のテロメア長が短い）などがある。

マウスでは寿命に関与する多くの遺伝子が報告されていて、GenAgeデータベースでは２５０以上の遺伝子がリストアップされている。老化抑制遺伝子、老化促進遺伝子、あるいは長寿遺伝子として注目されており、クロトー（ＫＬＯＴＨＯ）、サーチュイン（ＳＩＲＴ１）、ＳＨＣ（ｐ66ＳＨＣ）、ラパマイシン標的タンパク質複合体（ｍＴＯＲＣ１）、ＥＲＣＣ（ＥＲＣＣ１）、ＳＭＫ（ＳＭＫ１）、線維芽細胞増殖因子23（ＦＧＦ23）などがある。

ただ、クロトー遺伝子のように、マウスでは遺伝子欠損や過剰発現に基づく老化促進や寿命延長が認められてもヒトでは確認できない例がある。一方で、ワーナー症候群遺伝子のように、ヒトでは早老を示してもマウスでは短寿命化しない例もある。さらに、ワーナー症候群遺伝子では高齢健常者でこの原因酵素の活性が低下するという報告がなく、生理的な老化や寿命決定に関わっていない可能性も指摘されている。これらの事実から、同じ哺乳類でもヒトとマウスでは種差が存在することや、はたして正常な加齢過程で早老症原因遺伝子が老化や寿命に関与しているのかについて詳しい検証が必要であり、一遺伝子変異による早老症や長寿マウスのアプローチは逆に老化研究の難しさを再認識させるものである。

しかしながら、ヒトの早老症であるワーナー症候群、コケイン症候群、色素性乾皮症の原因遺伝子やマウスのＥＲＣＣ１はすべてＤＮＡ修復に関わる遺伝子であり、マウスで早老もしくは長寿をきたすＳＩＲＴ、ＳＨＣ、ＳＭＫ遺伝子はいずれも代謝制御（インスリン／ＩＧＦシグナリング）に関わり、ＫＬＯＴＨＯとＦＧＦ23は血中リンレベルの調節に関わる遺伝子であるという共通点が見られる。このことは、寿命や老化の要因を考える上では示唆に富むものである。

3−2　野生型あるいは老化促進マウスモデルを用いた老化研究

野生型マウスを長期間種々の条件（ＵＶ照射、カロリー制限、高脂肪食餌《しょくじ》、薬剤投与などで飼育し、加齢や老化の過程を解析する、あるいは薬剤投与の影響を見る手法であり、古くから用いられてきた。化粧品の研究領域においても動物実験が実施されていた時代には、ヘアレスマウスに紫外線を照射して光老化の結果としてのシワを形成させ、そのメカニズムや防止のための対処法などを調べた多くの研究例がある。

これらのマウスを用いた研究手法は、前述の長寿遺伝子の解析にも用いられる。最近着目されている例として、野生型マウスに高カロリー食を与えてマウスが短寿命（老化促進）になる条件で、ワイン由来のポリフェノール（レスベラトロール）を与えて効果を見た研究がある。この研究ではＳＩＲＴ１欠損マウスではレスベラトロールの寿命延長効果が見られなくなることから、レスベラトロールの効果がＳＩＲＴ１依存的であることが証明された。

老化促進マウスモデル（SAM：Senescence-Accelerated Mouse）は継続的に同胞交配する過程で得られたマウスの系統で、若齢から老化症状を示すＳＡＭＰ系統と逆に老化抵抗性を示すＳＡＭＲ系統が老化研究に用いられている。

これらの in vivo 研究は、加齢に伴う皮膚の変化や光老化皮膚の特徴など多くの情報を取得できるので、老化の理解や老化症状への対処に重要なツールとなっている。しかし、ヒトとマウスでは種差を伴うことが制約である上に、in vivo での複雑な事象はしばしば原因と結果が混在し、時としてその判別が困難である。その結果、加齢や老化の進行時に上昇する因子は悪玉なので抑性し、低下する因子は不足しているので増強すべきといった短絡的な判断に陥る危険性も内在している。

因果関係の解析には、マウスに特定の遺伝子を過剰発現（トランスジェニックマウス）あるいは欠損（ノックアウトマウス）させる手法がある。さらに、例えばケラチン5などの表皮特異的発現プロモーターを利用し、表皮特異的なノックアウトマウス（conditional knock-out mouse）を設計し皮膚特異的に解析することも可能であり、老化過程での特定の遺伝子の寄与や、有効成分の作用メカニズムの検索などに利用できる。しかし、動物愛護の観点から、現在では化粧品の領域でモデル動物を用いることは困難となっている。

3－3　培養細胞を用いたin vitroでの細胞老化研究

元来in vitroでの培養細胞では、個体の制約から解き放たれて無限に増殖し老化しないと考えられていた。1961年にHayflickらにより、ヒト胎児由来細胞は約50回が分裂の限界であり培養細胞にも寿命があることが示された。この現象は、細胞レベルで老化に関わる内在性の因子によるものと考えられた。これを契機に継代培養によるin vitro加齢の条件下で細胞の性質を調べるin vitro老化研究が始まった。寿命の長い哺乳動物由来線維芽細胞ほど継代培養での寿命が長いので、増殖性の細胞を用いた場合には、細胞寿命は個体の寿命を反映すると考えられる。

しかし、脳や心筋細胞のように、分裂能を失っていることと器官や組織の機能を失うことは一致していないので、in vitro加齢による分裂寿命を老化の指標とするのは不適切で、そもそも寿命と老化は生物学的に異なる現象である。

3－4　細胞老化から個体老化を理解するための研究

ヒト個々人を対象とした老化研究は、長期間にわたる加齢変化を見る必要があり、大きな制限がある。一方で、動物実験によるアプローチは、特に化粧品領域の研究では、動物愛護の観点で難しいので、ヒト皮膚の老化研究には in vitro の細胞培養系あるいは3次元皮膚モデル培養系の利用が欠かせない。種々の老化症状を持つ各個人から得られた皮膚細胞を in vitro で培養し、個々の細胞老化を評価・比較することで、in vivo の皮膚の表現型と in vitro の細胞の性質とを比較したデータを積み重ね、細胞レベルの老化現象を個体レベルに演繹《えんえき》することは、ある程度は可能である。

例えば、種々年齢由来の皮膚サンプルから線維芽細胞を単離培養し、加齢とともにテロメア長は短くなり、テロメア長が長い程、分裂可能回数も増加することを明らかにした研究や、UVや活性酸素で損傷を受けたDNAの修復能が加齢とともに低下することを明らかにした研究などがある。これらの知見は細胞から得られたものであるが、個体レベルの老化の理解に役立つ研究である。しかしながら、継代して分裂寿命を変化させ（in vitro 加齢）、細胞の性質の変化を調べる研究は本質的に老化と異なる現象を見ている可能性があり、限界がある。

4　慢性炎症と老化

最近の研究で細胞老化と個体老化をつなぐ新たなルートが提案されている。細胞老化が臓器および全身の慢性炎症に関与し、結果として組織障害（疾病）を招くことが個体（全身）の老化につながるという仮説である。まず細胞老化現象をin vitroで検証することにより、in vivoでの老化との関係を理解できる可能性がある。化粧品のみならず医薬品開発に利用できる可能性を秘めた魅力ある仮説であり、以下に詳細を述べる。

4－1　慢性炎症とは

炎症とは、異物や死んだ自分自身の細胞を排除して生体の恒常性を維持しようとする局所や全身性の反応であり、生体にとっては不可欠な防御修復機能である。早期対応としての急性炎症はやがて数ヵ月で終息するが、腫れ、発熱、発赤、疼痛（炎症の4徴候）の自覚のない微弱な炎症反応が恒常性維持のために常に水面下で繰り返されている状態を慢性炎症という。急性炎症と慢性炎症は単に連続して生ずるものではなく、質的に異なることが明らかになりつつある。慢性炎症はアトピー性皮膚炎や喘息などのアレルギー性疾患や関節リウマチなどの自己免疫性疾患を惹起するだけでなく、糖尿病などの代謝性疾患、循環器疾患、神経系疾患、悪性腫瘍などを引き起こすと考えられている。

外来性異物（ＰＡＭＰｓ：病原体関連分子パターン）による炎症反応に加えて、細胞がストレスや障害に曝された時にも、生体自身に由来する内因性リガンド（ＤＡＭＰｓ：ダメージ関連分子パターン）によってサイトカインの産生や免疫細胞の遊走を介して恒常的に自然炎症が繰り返され、慢性炎症状態となって組織修復や自己免疫反応に関わる。

4-2 細胞老化（Cell Senescence）と慢性炎症

テロメアの短縮や機能不全、ＵＶや活性酸素などによる修復不能な損傷はアポトーシス（細胞死）を誘導するが、前述したように細胞死を逃れた細胞は不可逆的に細胞分裂を停止して細胞老化の状態となる。このような老化細胞は、ＩＬ-６（ＩＬ＝インターロイキン）、ＩＬ-８、ＴＮＦ-α（ＴＮＦ＝腫瘍壊死因子）などのサイトカインやケモカイン、増殖因子類などの細胞老化関連因子（SASP因子：Senescence-associated secretary phenotype factors）を分泌するようになり、臓器や全身性の慢性炎症を誘導する（図4-4）。

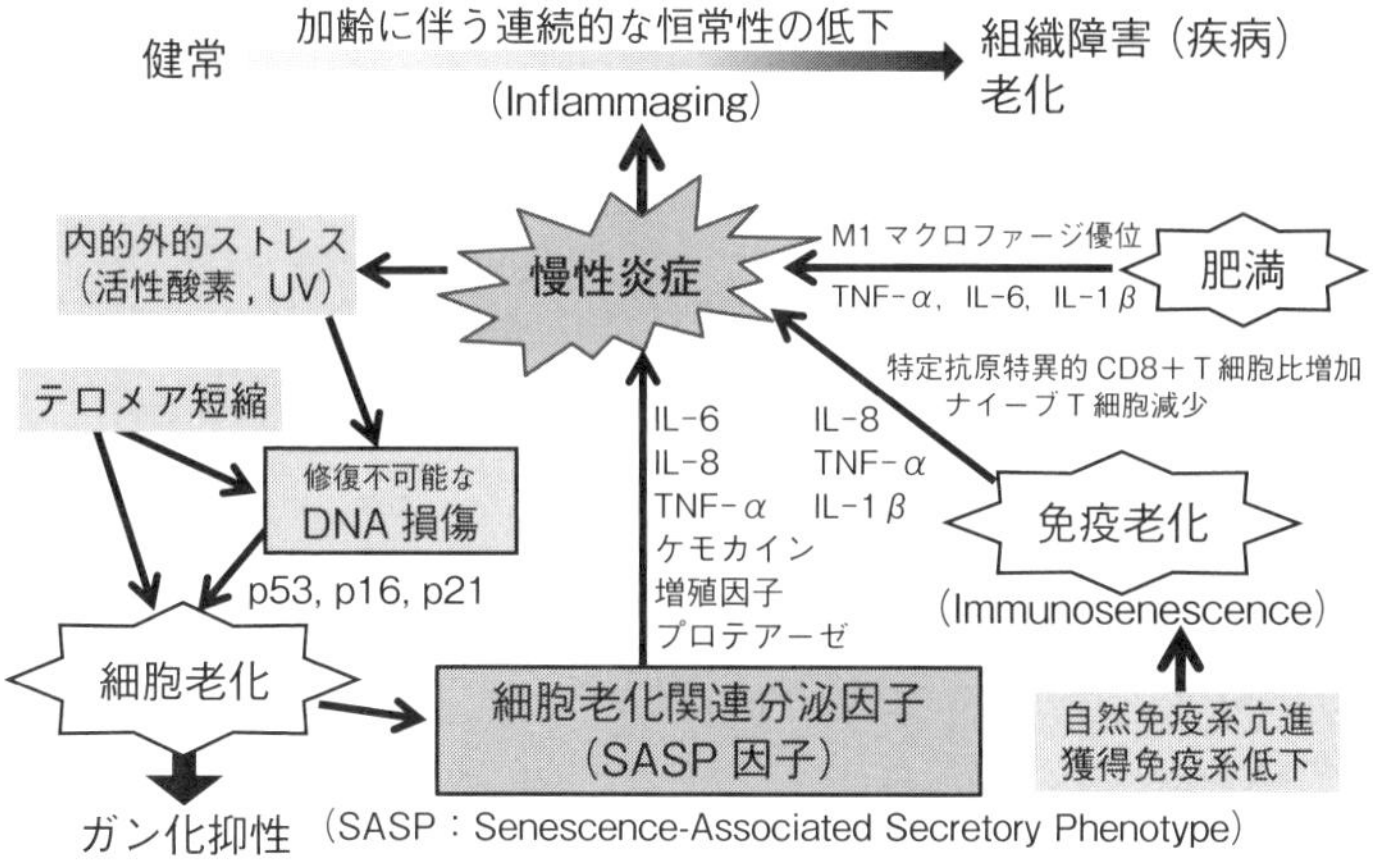

図 4-4　細胞老化、免疫老化、肥満による慢性炎症の誘導

慢性炎症を誘導するのは細胞老化に限らない。免疫系においては、加齢とともにリンパ球の分化能が低下し、ナイーブT細胞（まだ特定の抗原に接していないT細胞）の数が低下して相対的に獲得免疫よりも自然免疫系が優勢となり、IL-1β、IL-8、TNF-αの産生が増えて、結果的に慢性炎症が促進される。また、生活習慣の結果としての肥満は、脂肪組織にM1型マクロファージが浸潤し、炎症性サイトカインを産生して慢性炎症を誘導する。

4-3　慢性炎症により誘導される老化 (Inflammaging)

慢性の進行性軽微炎症を誘導したNF-κB1サブユニット欠損マウスモデルの研究では、

高IL-6値を伴う全身性の慢性炎症によりテロメアの機能不全とDNA損傷の固定、老化細胞の蓄積が認められ寿命が短くなることが報告されている。興味深いことに、この検討では抗炎症剤や抗酸化剤投与の効果も調べられ、長期投与による延命効果は副作用により確認できなかったが、短期的な老化症状の改善の可能性は示唆された。

ヒトにおいても、慶應大学とニューカッスル大学の大規模コホート研究チームから興味ある論文が発表された。百寿者(100~104歳)、超百寿者(105~109歳)、スーパーセンチナリアン(110歳以上)とその家族、および85-99歳の高齢者からなる総計1,554人の大規模高齢者コホート研究によると、炎症マーカー(IL-6、TNF-αなど)は、高齢になるに従い高値を示すが、百寿者の直系子孫(中央値76・5歳)では無関係な家族(中央値73・2歳)に比べ低く抑えられていた。また、長寿者の中でも特に炎症マーカーが低いグループは、認知機能と生活の自立をより長い期間保持しており、慢性炎症レベルが低い程健康長寿(老化の程度が低い)であることを示している。テロメアについても、百寿者の直系子孫ではテロメア長がより長く保たれており、実際の年齢が80歳代でも、60歳代の平均値に匹敵する長さを有していた。

以上のマウスモデルやヒトでの結果は、加齢に伴う細胞老化や免疫老化(Immunosenescence)によって全身性の微弱な慢性炎症が進行し、個体老化を促進している可能性を示唆しており、このような慢性炎症に基づく老化はInflammagingと呼ばれている（図4-4）。

さらに、老化細胞は全身性の慢性炎症だけでなく、細胞周囲の細胞外マトリックスの老化や変質により細胞や幹細胞環境（Niche）を変化させて結果的に非老化細胞の機能や幹細胞の未分化性の維持に影響を与えたり、各組織幹細胞自身の老化による組織老化を誘導することで個体の老化を招くと考えられる。

これらを踏まえると、慢性炎症による老化促進説は、これまでの種々の老化原因学説（プログラム説、テロメア説、突然変異蓄積説、フリーラジカル説など）を総合的に関連付けて理解できる。細胞老化やＳＡＳＰ因子の産生のメカニズム解析など、in vitroでの細胞老化研究が個体の老化の理解やアンチエイジングを提案するにあたり重要なツールとなる可能性がある。

5　サーチュインとレスベラトロール

近年の研究で大きな進歩と新しい提案を生んだものに、長寿遺伝子または老化抑制遺伝子と考えられるサーチュイン遺伝子（ＳＩＲＴ）と、その遺伝子産物ＳＩＲＴを活性化し、現代の不老長寿薬との期待が持たれた赤ワイン由来ポリフェノールのレスベラトロールがある。

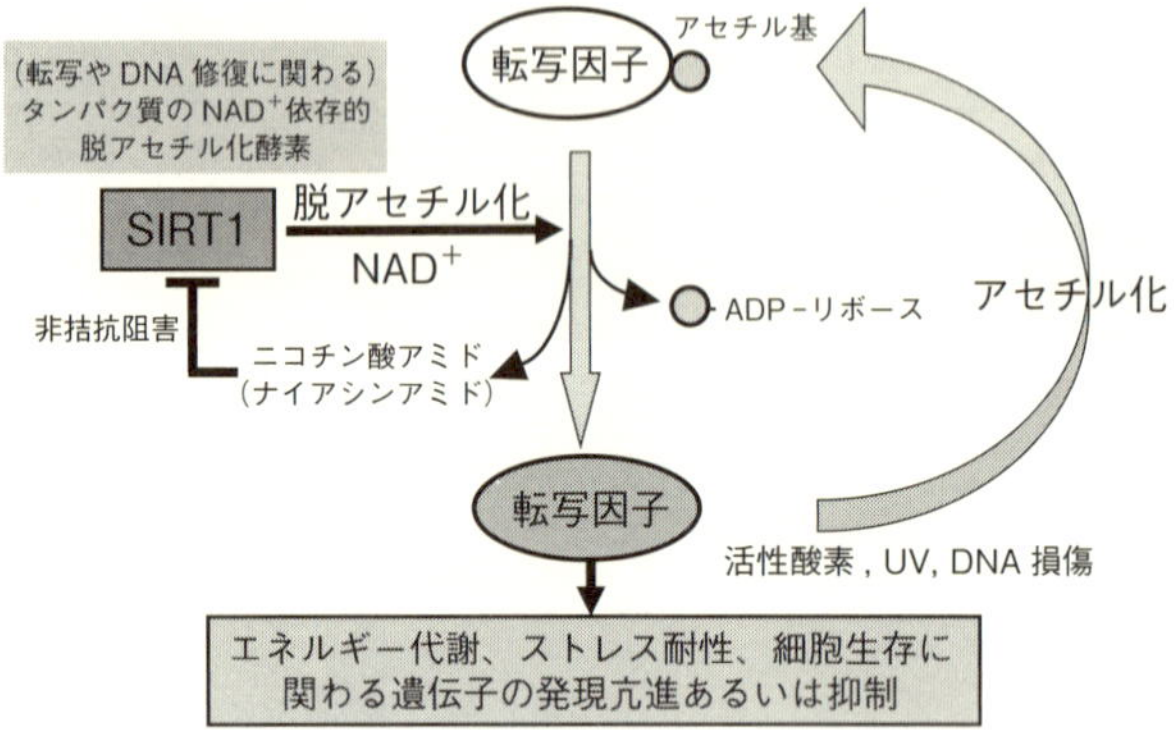

図 4-5　SIRT1 の酵素活性制御

これらの研究から、寿命や老化とエネルギー代謝に関わる重要な情報が蓄積されてきたので、代表的研究例としてここで取り上げたい。

5－1　サーチュイン

サーチュイン遺伝子は、まず酵母で発見され（Ｓｉｒ２）、次いで線虫、ショウジョウバエ、マウス、ヒト（ＳＩＲＴ１）でも確認された。哺乳類のＳＩＲＴには７つの同族（ホモローグ）遺伝子（ＳＩＲＴ１〜７）が知られており、ＳＩＲＴ４以外はすべてＮＡＤ＋（ニコチンアミドアデニンジヌクレオチド（酸化型））依存的なタンパク質脱アセチル化活性を持っている（図４-５）。この中で、実際に活性化や過剰発現により寿命延長効果が確認されているのは核内に局在するＳＩＲＴ１とＳＩＲＴ６の２種であり、中でも

ＳＩＲＴ１については多くの検討がされている。ＳＩＲＴ１は、カロリーの制限（CR：Calorie Restriction）やストレス刺激などによる細胞内ＮＡＤ＋上昇、あるいはレスベラトロールなどの薬剤による活性化や、ＳＩＲＴ１遺伝子の過剰発現によってマウスの寿命を延ばすことが報告されている。マウスでは逆にＳＩＲＴ１欠損による短寿命化も確認されている。

活性化ＳＩＲＴ１は、エネルギー代謝、ＤＮＡ修復、アポトーシス、抗酸化などに関わる種々遺伝子の転写を制御する転写因子のアセチル化リジン残基を脱アセチル化し、産物としてアセチル化ＡＤＰリボースとニコチン酸アミド（ナイアシンアミド：ＮＡ）を生成する（図4-5）。転写因子によっては、脱アセチル化されることで活性化される場合（ＰＧＣ-１α、ＫＵ70、ＦＯＸＯ）と、逆に抑性される場合（ｐ53、ＰＰＡＲ-γ、ＮＦ-κＢ）があるが、これによりＳＩＲＴ１はストレス耐性、細胞生存、低エネルギーに対する応答に寄与し、結果的に寿命の延長を実現していると考えられる（図4-6）。ＵＶや活性酸素によるＤＮＡ損傷後のｐ53活性化、細胞老化、ＳＩＲＴ１の相互の関係を図4-7に要約した。

最近では、カロリー制限の効果が単にＳＩＲＴ１の活性化のみによるものではなく、各栄養素のバランスや比率の改善によるとの報告があり、カロリー制限の代わりに食餌制限（DR：Dietary Restriction）と記述される場合がある。一方、ＳＩＲＴ１活性化による抗老

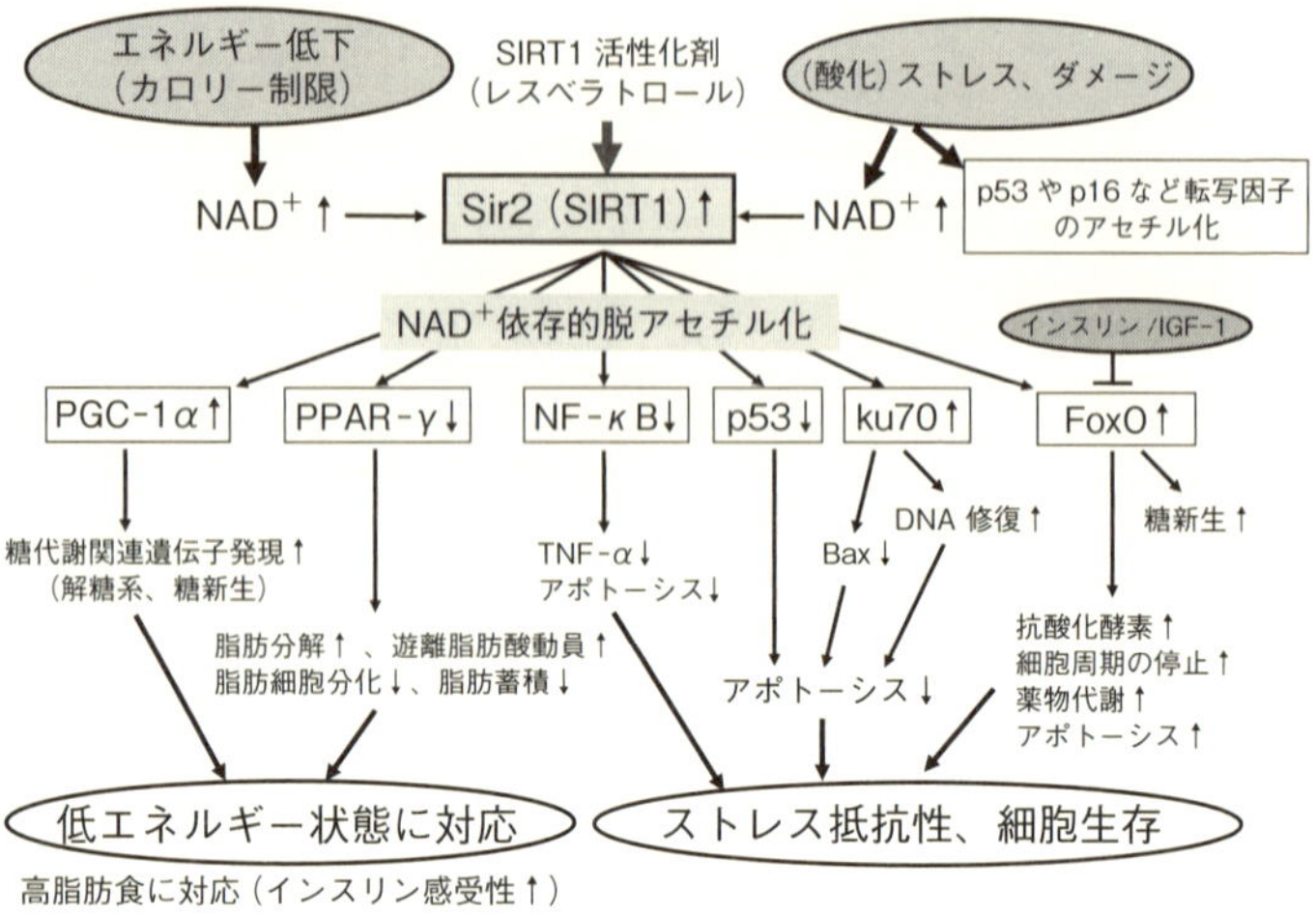

図 4-6　低エネルギー、ストレス抵抗性、細胞生存応答における SIRT1 の役割

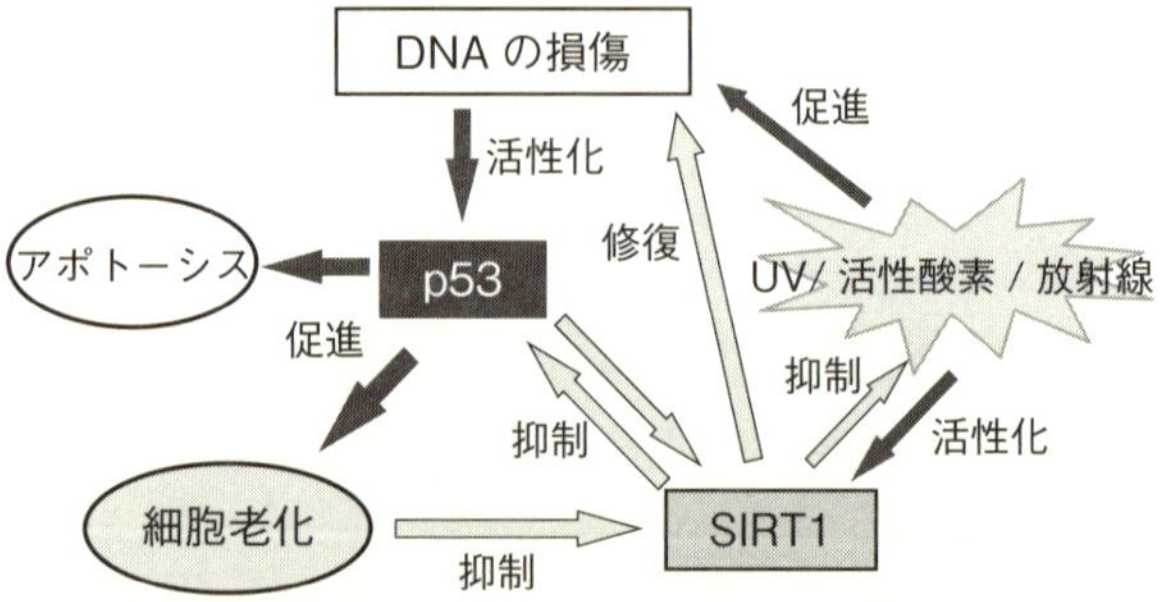

図 4-7　UV や活性酸素などで惹起された DNA 損傷と、SIRT1，p53，および細胞老化との関係

化作用メカニズムとして、上述の転写因子とは異なる転写因子CLOCK/BMAL1やＰＥＲの脱アセチル化を介した「老化によるサーカディアンリズム変調」の修復効果も提案されている。

しかしながら、ＳＩＲＴ１の寿命の延長や老化に対する作用は、細胞の種類、動物種、生理的条件などに大きく依存していると考えられる。ヒトの臓器や個体におけるＳＩＲＴ１やその同族遺伝子の役割はまだ分かっていない。

5―2　レスベラトロール

これまでの研究で、カロリー制限は種々の生物種において平均寿命および最長寿命を延ばすことが分かってきた。この流れで、カロリー制限することなく同様の寿命延長効果を得る方法について多くの関心が払われてきた。その中で、レスベラトロールは最も良く研究された強いＳＩＲＴ１活性化物質である。

レスベラトロールは、まず酵母でＳｉｒ２を刺激してＤＮＡの安定化や細胞分裂寿命の延長などカロリー制限と類似した作用を有することが明らかにされた。次いで、線虫、ショウジョウバエ、マウスでも寿命延長効果が確認され、哺乳類においては、レスベラトロールの寿命延長効果は、直接的なポリフェノールに由来する抗酸化活性によるものではなく、特異的なＳＩＲＴ１の活性化によるものと結論付けられた。なぜなら、高カロリー食を与えたＳＩＲＴ１(-/-)ノックアウトマウスにレスベラトロールを投与しても、寿命延長効果が得られなかったからである。高カロリー食を与えて短命化する野生型マウスに、同時にレスベラトロールを経口投与することで寿命が延長される時、インスリン感受性の向上、ＩＧＦ-１レベルの低下、ＰＧＣ-１α活性の増加、ミトコンドリア数の増加などを伴うことが明らかになった。これは、ＳＩＲＴ１が活性化されて、ストレス耐性、細胞生存、低エネルギーに対する応答遺伝子群の転写因子が脱アセチル化されたことによる（図４-６）。

レスベラトロールの効果がカロリー制限の効果と類似しているのは、カロリー制限によってＮＡＤＨ（ニコチンアミドアデニンジヌクレオチド（還元型））が消費されＮＡＤ＋優位になりＳＩＲＴ１が活性化されるメカニズムと同じと考えられることによる。ただし、カロリー制限の寿命延長効果がＳＩＲＴ１の活性化のみによるものではなく、各栄養素のバランスや比率の改善、代謝の恒常性維持、などが寄与しているとの報告もある。留意すべきは、マウスに高カロリー食ではなく通常食を自由摂食させた時にはレスベラトロールの延命効果は見られないので、むしろ高カロリー摂取による短寿命化を阻害するというべきかもしれない。さらには、ヒトでの効果も明らかになっていない。

皮膚では、線維芽細胞において、レスベラトロールはＴＧＦ-β／ＳＭＡＤ経路を阻害し、コラーゲン合成の抑制やアポトーシスを促進するとの報告がある。ケラチノサイトに対しては、増殖抑制作用、ＵＶＢによるＮＦ-κＢ活性化の抑制作用、ＵＶＡによるＤＮＡ損傷の修復促進作用などが報告されている。また、ヒトメラノサイトでは、レスベラトロールはメラニン合成を抑制し、細胞障害性を示す。レスベラトロールは、これまで細胞増殖抑制作用あるいは強い細胞毒性が報告されている一方で、酸化ストレスや化学物質による細胞ダメージを防ぐとの報告もある。これらの細胞への作用が、レスベラトロールのＳＩＲＴに対する特異的活性化と抗酸化活性のいずれに起因するかは明確ではない。

レスベラトロールとは逆にＳＩＲＴの非拮抗阻害剤であるニコチン酸アミド（図４-５、ＮＡ）は、スキンケアおよび美白化粧品の有効成分として広く用いられている。ケラチノサイトでのＮＡの細胞間脂質合成促進作用を示す濃度域（μＭ）は美白効果を発現する濃度域よりも低く、ＳＩＲＴ阻害効果を示す濃度域と同一である。ＮＡのヒト外用でのバリア増強効果は、細胞内アセチルＣｏＡレベルの増強を介したセラミド、脂肪酸、コレステロールの合成促進作用によるものであるが、ＳＩＲＴの阻害活性が関わっている可能性もある。

化粧品素材としてＳＩＲＴを活性化することが有益か否かについては、慎重な検討が必要である。細胞の種類、ステージ（増殖期、分化後など）、細胞環境（ストレスや栄養状態など）によりSIRTの効果が異なる可能性がある。さらに、ヒトでのSIRTの機能を考える時、臓器・細胞によって脱アセチル化を受けるタンパク質が異なる可能性があり、皮膚では、ケラチノサイト、線維芽細胞、メラノサイトなどでのSIRTホモローグの生理的意味や役割の違いなど見極めるべきことが数多く残っている。抗老化化粧品素材としての効果とSIRT活性化の関係は今後の詳細な検討が望まれる。

6　皮膚老化に対する研究戦略

近年の老化研究から得られてきた知見をもとに、ここでは抗老化化粧品開発のための研究戦略に焦点を当てたい。

6－1　遺伝的要因と環境要因

皮膚は取り巻く環境から身体を守る防御バリアである。皮膚老化は、生まれながらの体質である遺伝的要因に加え、UV、乾燥、気温などの自然因子、中でもUV由来あるいはミトコンドリアのエネルギー代謝や炎症により生まれる活性酸素の影響を受ける。これに、栄養、ストレスなどの生活環境やライフスタイル（喫煙、飲酒、睡眠）などによる環境要因が加齢に伴って関わってくる。化粧品領域においては、臨床的意味での狭義の光老化（病的老化に属する）というよりは、ＵＶにより影響を受けた皮膚（光加齢した皮膚）の変化全般を指す場合が普通であり、ＵＶ露光部に見られるシミやシワは生理的な光老化症状と言える。これに対し、臀部や上腕内側部のような非露光部に見られる内因性皮膚老化は、乾燥、たるみ、萎縮、小ジワなどの特徴を示す。光老化は確かに環境因子であるＵＶが重要ではあるが、一方で皮膚のＵＶ応答性は遺伝的に支配されていることも事実であり、両因子が相まって皮膚の老化が進行すると考えられる。皮膚に及ぼすＵＶの影響としては、形態的変化、組織学的変化、遺伝子やタンパク合成での変化など、現象としての知見は数多くあるが、それらの因果関係や制御システムについてはまだ十分解明されていない。

化粧品では、遺伝的要因による皮膚の老化を、例えば遺伝子の補完により遅らせることはできないが、環境要因への対応や恒常性維持の変調に関わる遺伝子の発現や関連因子の制御は可能である。環境要因が皮膚の老化症状の出現や進行にどう関与するか、加齢による老化症状の生物学的変化がどう制御されているか、などの科学的根拠を蓄積し理解することにより、（ｉ）老化の引き金になる過程を抑制する、（ii）老化症状を促進する過程を妨げる、（iii）生じた老化症状を改善する、ことが抗老化研究の戦略となる。これらは、実は元来私たちの皮膚に備わっている恒常性維持機能に他ならない。

6―2　防御修復機能の恒常性維持の加齢変化と破綻

老化は、外的要因のUVや種々ストレス、内的要因の慢性炎症などが大きく関与し、その引き金として遺伝子と組織のダメージがそれらの中心に存在している。皮膚に特化してUVストレスの影響を考えてみると、UVはDNA損傷を引き起こすが、すぐ修復酵素が動因され損傷部位が修復される。ダメージが修復不能な場合にはアポトーシスにより細胞ごと排除される。（図4-8）。ケラチノサイトはサイトカイン産生や増殖促進により表皮層の修復と再生を行なう（図4-8）。また、メラノサイトはUV刺激あるいはケラチノサイトからのサイトカイン刺激によりメラニンを合成し、UVから皮膚を防御し、過剰なメラニンはやがて表皮ターンオーバーにより代謝・排泄される。

真皮層では、コラーゲンなどの細胞外マトリックスがUVや活性酸素で損傷された時、コラゲナーゼやゼラチナーゼなどのマトリックス金属プロテイナーゼ（MMP-1、2、3、9、13など）により異常タンパク質の除去が行なわれ、続いて起こるコラーゲンやヒアルロン酸合成を伴った組織修復の開始につながる（図4-8）。

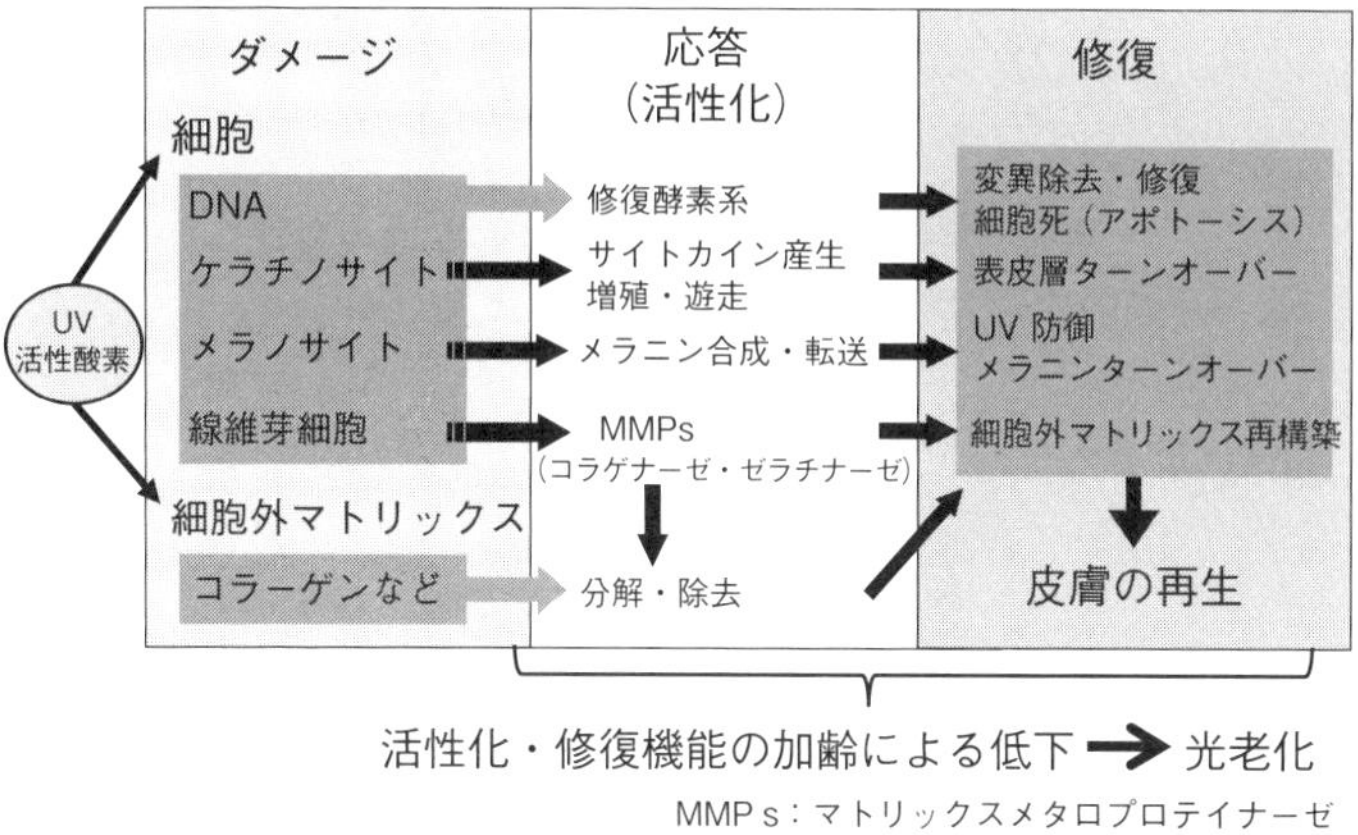

MMP s：マトリックスメタロプロテイナーゼ

図 4-8　加齢に伴うダメージ修復機能の低下により生じる光老化

これらの応答は、日常の刺激に対する防御修復反応であるが、若い時にUVを多少浴びたとしても、数年でシミやシワができないのは十分な修復機能があるからである。長い加齢の過程でダメージが繰り返される中で恒常性維持に変調をきたし、細胞老化を伴って、例えばシミ、シワ、角層重層化などの老化肌に導かれ、さらに脂肪組織や全身に由来する慢性炎症が皮膚の老化に影響を与える。このように、加齢により老化する大きな要因は、様々なダメージに対する防御修復機能が加齢により低下するためと考えられる（図4-8）。

6-3　抗老化化粧品の研究開発ターゲット

以上から、抗老化化粧品の研究開発のターゲットとなる加齢や老化のプロセスを図4-9に示す

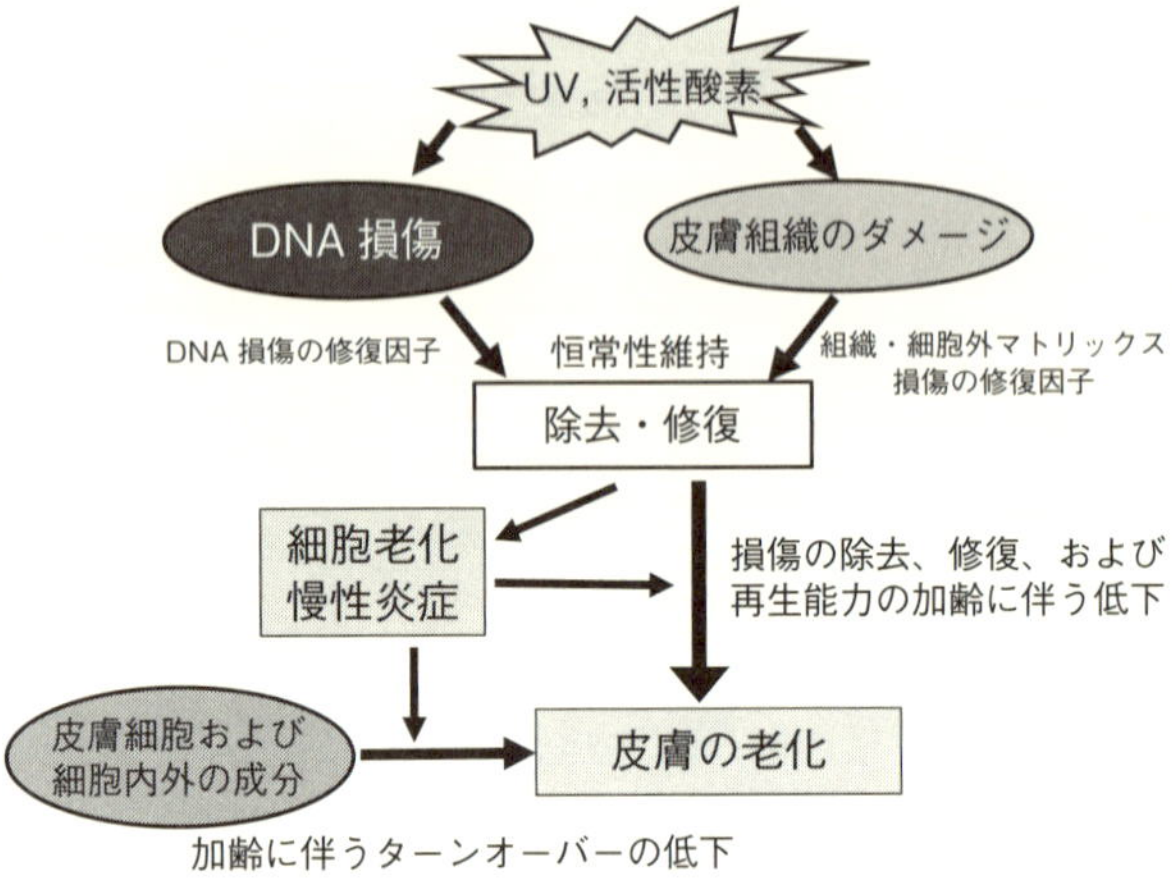

図 4-9　加齢に伴う修復不能の損傷、および損傷の修復能力と生理的ターンオーバーの低下により引き起こされた細胞老化と慢性炎症による皮膚老化の促進

とともに、これらターゲットに対する取り組みについて紹介する。

① ＵＶや活性酸素などのダメージ要因からの防御

ＵＶ防御剤や抗酸化剤を化粧品に用いるもので、現在一般的に実施されている。

② 加齢とともに低下するＤＮＡ修復システムの活性化

ＳＩＲＴ１活性化は、前に述べたようにストレス耐性やＤＮＡ修復システムの活性化につながるので、レスベラトロール類似の活性化剤の探索は広く行われている。異なるメカニズムとして、ＮＡＤ＋レベルを高めることによるＳＩＲＴ活性化も着目されている。ニコチンアミドモノヌクレオチド（ＮＭＮ）やニコチンアミドリボシド（ＮＲ）は、ＮＡＤ＋前駆体あるいはＮＡＤ＋ブースターとして用いられ、老化マウスモデルや病態マウスモデルでの多くの研究成果が報告されている。最近、増加したＮＡＤ＋がＤＮＡ修復阻害タンパク質ＤＢＣ１に結合し、結果としてＤＮＡ修復に重要な酵素ＰＡＲＰ１が活性化することで損傷ＤＮＡの修復が促進されるという、新たなメカニズムも明らかになった。ポストンの研究グループが２０１７年からＮＭＮの効果をヒトで検証しようとする計画がある。

一方で、酸化型ＤＮＡ損傷の修復システム（ＢＥＲ）を活性化する化合物の探索が行われている。アセトへキサミドとベンセラジドがＢＥＲを活性化し、過酸化水素で誘導した酸化型ＤＮＡ損傷を減少させる。アセトへキサミドは米国で糖尿病治療薬として、ベンセラジドは英国とカナダでパーキンソン治療薬として、すでに臨床使用が認められている。皮膚に関しては、パルテノリド除去ナツシロギクエキスはＰＩ３キナーゼ依存的Ｎｒｆ２／ＡＲＥ経路を介してヒトケラチノサイトのＤＮＡ酸化ダメージを防御することが報告されている。ＵＶによるＤＮＡ損傷の修復では、キャッツクローエキスがＵＶ照射した皮膚器官培養でＤＮＡ修復を促進するとの報告があるが、作用メカニズムに関しては不明である。

③ 加齢とともに低下する細胞外マトリックスや組織の修復能力の制御

UV照射後や加齢した線維芽細胞中のコラゲナーゼ（MMP-1）が、mRNAあるいはタンパク質レベルで増加していることから、過剰なマトリックス金属プロテイナーゼ（MMP）の増加がシワなどの老化肌の原因になっていると考えられている。また、UVB照射へアレスマウスモデルを用い、細胞外マトリックスの代謝酵素の一つであるゼラチナーゼ（MMP-2、MMP-9）が基底膜損傷やシワ形成に関わっているとの報告もある。ゼラチナーゼは基底膜構成成分のⅣ型コラーゲンを分解可能で、シワ皮膚で有意に増加していた。本モデルでは、MMP阻害剤の繰り返し処理が基底膜損傷、表皮肥厚、真皮コラーゲン分解、およびシワ形成を抑制した。ただし、MMPの誘導は、損傷された基底膜や老化コラーゲンの除去と修復のためには不可欠な生理的応答でもある。ラット肝硬変（肝線維化）モデルでは治癒過程でのMMPの重要性が報告されている。線維症への有効例としてMMP産生促進剤N-メチルエタノールアミン（NME）が報告されている。N-メチルエタノールアミンはフォスホリパーゼDの阻害を介して線維芽細胞のMMPを誘導するが、経口投与により高血圧心不全モデルラットの心臓線維化と心拡張を改善した。コラーゲンの質は臓器可塑性の維持に重要であることから、MMPの増強はコラーゲンのターンオーバーにも寄与し、組織修復を促す可能性がある。

④ 細胞老化の抑性および老化細胞からのSASP因子分泌の抑制

ＨＭＧ－ＣｏＡ阻害剤であるシンバスタチンは炎症を鎮め、ガンの増殖を抑制すること、また、老化線維芽細胞の増殖停止には影響せず、ＳＡＳＰを減少させることが示されている。同じ研究グループは、正常線維芽細胞とヒトでの使用が認められている化合物ライブラリーを用いて、コルチコステロンとコルチゾールが炎症誘発性サイトカインを含むＳＡＳＰ因子の産生と分泌を減少させることを報告した。このアプローチは、効果的な抗ＳＡＳＰ因子を含む化粧品の開発にも応用できる可能性があるが、ＳＡＳＰの特徴（組織や細胞特異性、ＳＡＳＰ制御のシグナル伝達・制御系）を理解することが先決である。

上に述べた①と②のターゲットに対する対応も、細胞老化を招くＵＶや活性酸素誘導のＤＮＡ損傷を対象にしているので、結果的には③と同様に有用である。

⑤ 皮膚からの老化細胞の除去

種々の組織や臓器で蓄積した老化細胞が健康や寿命に影響を与えるのか、また、それがどのようなメカニズムに基づくのかについての詳細はまだ分かっていない。しかし、もし老化細胞のみを皮膚から特異的に除去できる抗老化化粧品の開発が可能であれば魅力的である。最近、特殊なマウスモデル系を用いて老化細胞のみを取り除けることが報告された。ベイカーらは、老化細胞（p16Ink4a陽性）のみをFK506アナログの投与によりマウスから特異的に除去することによって、副作用なしに加齢による発ガンや臓器の不全を遅らせることができることを示した。この結果は、老化細胞のみを除去することにより、健康寿命の延長や、皮膚やその他の老化した組織の改善が期待できることを示している。

老化細胞をターゲットとした老化防御剤はセノリティックス（Senolytics）と呼ばれている。通常、老化細胞は自身が分泌しているアポトーシスや炎症を惹き起こす因子に抵抗性を示すが、セノリティックスはこの抵抗性を一時的に解除し選択的に老化細胞をアポトーシスに導く薬剤である。チロシンキナーゼ阻害剤（ダサチニブ）、BCLファミリー阻害剤（ナビトクラックス、A1331852、A1155463）、抗酸化酵素阻害剤（ピペルロングミン）、SIRT活性化剤（フィセチン）、抗炎症剤（ケルセチン）、などが報告されているが、老化細胞種により特異性、効果、毒性が異なるので、実用化までの道はまだ遠い。

⑥ 慢性炎症および炎症性サイトカイン活性の抑制

慢性炎症のプロセスを直接薬剤で阻害することや関連遺伝子の発現を抑制することは、効果的で疑う余地のない抗老化戦略である。非ステロイド性抗炎症薬（NASIDs）は、マウスモデルの加齢に伴う変化を改善し寿命を延ばすが、長期投与では毒性の影響が出て評価が困難である。最近の研究によるとNASIDsは生理活性物質プロスタグランジンの合成阻害活性のみならず、抗酸化活性やNF-κB阻害活性を示すことが分かってきたが、皮膚に適した副作用の少ない薬剤の探索と選択が必要である。炎症性サイトカイン活性の抑制剤は、原理的に低効率で対費用効果が低く魅力に欠けるかもしれない。

⑦細胞や構成成分の加齢に伴うターンオーバー低下の抑性

加齢に伴う表皮ターンオーバー速度の低下を防ぐスキンケアの提案として、第一に角層の成熟を促すためのケラチノサイトの増殖・分化の正常化、第二に角層重層化を防ぐための角層剥離の促進があり、結果的に表皮ターンオーバーが改善される。この達成のためには、いくつかの化粧品成分が有効との科学的証拠があり、以下のようなアプローチ例がある。

ビタミンAから生体で生合成されるレチノイン酸（RA）は、抗老化、特に光老化皮膚に効果があることが臨床試験で科学的に証明され、短期間の塗布でケラチノサイトの増殖促進による表皮再生に有効である。しかし、真皮での効果には4ヵ月を超える長期間塗布が必要と報告されている。RAの肝斑改善や光老化皮膚の色素沈着改善効果は、RAによる表皮ターンオーバーの促進作用によるものと考えられる。

先に述べたビタミンB群のニコチン酸アミド（NA、ナイアシンアミド）は、SIRT1

の非拮抗阻害剤ではあるが、皮膚外用により、乾燥肌、光障害、光免疫抑制、および色素沈着に有効との報告がある。NAは、表皮バリア機能に重要な角層脂質（セラミド、脂肪酸、コレステロール）の生合成を高めることが、in vitro ケラチノサイト培養系およびヒト皮膚で実証されている。これらの結果から、逆に、レスベラトロールなどのSIRT1活性化剤の皮膚への適用には細胞障害性も報告されており、十分な科学的検証が必要である。

乳酸やグリコール酸のようなαヒドロキシ酸（AHAs）は、ケラチノサイトの増殖および角層の剥離を促進することで表皮のターンオーバーを改善することが知られている。この効果は遊離酸濃度に依存しており、酸性プロテアーゼであるカテプシンDが角層剥離に重要と報告されていることからも、効果には適度な酸性環境が必要と考えられる。グルコノラクトンやラクトビオン酸のようなポリヒドロキシ酸は低刺激であり、AHAsの代わりに用いられる。

加齢とともにAGEsやHHLなどの架橋コラーゲンが皮膚で蓄積することから、加齢に伴ってコラーゲンのターンオーバーが生理的に低下していると考えられる（図4-2）。逆に、架橋コラーゲンの存在が加齢に伴うコラーゲンのターンオーバーを遅らせている可能性もある。AGEsは幹細胞を含む種々の細胞表面の受容体（RAGE）と結合し、JNKとp38MAPキナーゼを介してアポトーシスを誘導するので、加齢に伴う細胞死や慢性炎症に関わっている可能性がある。皮膚で主要なI型コラーゲン分解の律速酵素はコラゲナーゼ（MMP-1、13、14など）であり、頑健な3重螺旋構造を持つコラーゲン分子の体温での変性（ゼラチン化）を促す。

中でも正常なコラーゲンのターンオーバー、組織の再生、創傷治癒に重要なコラゲナーゼはMMP-1と考えられているが、MMP-13が3次元コラーゲンの再構築を促し線維芽細胞の生存を高めるとの報告や、最近、線維芽細胞由来のMMP-14（膜結合型MMP1）が成長後のマウス皮膚のコラーゲンの恒常性維持に重要との報告もある。これらのコラーゲンターンオーバーの鍵となるMMPをターゲットとし、コラーゲン量のみならず質を制御することは、抗老化スキンケアにとっては重要な課題である。これには、③で述べたN-メチルエタノールアミンなどのMMP産生促進剤などが候補に挙げられる。これに加え、先に述べたコラーゲンのAGE化は血糖値にも依存しているので、食生活の改善や糖尿病の予防によりコラーゲンの質の低下を防止することも有効な手段である。

⑧ その他の老化防御剤

レスベラトロールのようなSIRT活性化剤以外の切り口での老化防御剤も、基本的にはカロリー制限と同様の効果を薬剤で実現する試みの中で探索されている。NAD+同様、細胞のエネルギーレベルのセンサーであるＡＭＰの増加により活性化されるＡＭＰ活性化プロテインキナーゼ（ＡＭＰＫ）活性化剤は、インスリン抵抗性を改善しモデル動物の寿命を延長する。5-アミノイミダゾール-4-カルボキシアミドリボシド、メトフォルミンなどのビグアニド薬、およびチアゾリジン薬などがＡＭＰＫ活性化剤として報告されている。中でも、メトフォルミンはＦＤＡ指導下でヒトでの抗老化作用について臨床試験が開始されている。カロリー制限と類似の効果を求める方法として、他には解糖系や成長因子／ＩＧＦ-1シグナルの阻害剤などが検討されている。

もう一つの重要なアプローチはｍＴＯＲ(mammalian Target of Rapamycin）経路の抑制であり、これまで酵母、線虫、マウスなどの主なモデル生物系で寿命や健康寿命に寄与することが報告されている。抗老化のメカニズムとしては、オートファジーの促進や転写因子ＦＯＸＯ活性化によるインスリン／ＩＧＦ-1シグナルの阻害などが提案されている。ｍＴＯＲキナーゼは、ｍＴＯＲＣ1およびｍＴＯＲＣ2の2種類の複合体を形成するが、抗老化にはｍＴＯＲＣ1特異的な阻害が有効で、ｍＴＯＲＣ2阻害はむしろ高血糖やインスリン抵抗性などの副作用をもたらす。ラパマイシンは代表的なｍＴＯＲ阻害薬で、臨床的にも腎臓がん治療などで良く用いられている。健常人での毒性は不明であるが、ｍＴＯＲＣ1特異性に乏しく老化防御剤としては期待が低い。ラパマイシン誘導体のエベロリムスは

ｍＴＯＲＣ１特異的であり、ヒトでは免疫機能の老化を改善するとの報告がある。

7　抗老化化粧品研究の課題と今後

抗老化化粧品（アンチエイジング化粧品）とは、ここまで述べてきたターゲットに対応できる、肌の加齢に伴う機能低下を遅らせる、または改善する化粧品ということができる。これに加え、当然、これまでも長年提案されてきた、いわゆる肌悩み対応型の効果（既に生じているシワやシミなどの改善作用）を持つ化粧品も含まれる。ここでは、抗老化化粧品を提案するにあたっての課題と今後について触れる。

7－1　老化の定量法および老化抑制効果の非侵襲的な評価法

肌悩み対応型の抗老化化粧品の効果については、皮膚を傷付けずにシワ、シミ、乾燥などを定量できる非侵襲的定量法や臨床評価法の研究が進み、有効性データを科学的に示すことができるようになってきた。しかし、老化の防御や抑性といった予防効果に関するヒトでの評価は長期間の追跡が困難であり、in vitro やモデル動物での評価に頼らざるを得ないが、評価の妥当性はまだ証明されていない。以下に、評価の課題を列挙する。

① 老化特異的かつ定量的な非侵襲評価法

in vitro の細胞培養系では様々な細胞で異なるメカニズムにより老化が進行するので、皮膚老化に特異的かつ定量的な評価法はまだ得られていない。皮膚組織および培養細胞系では、細胞老化関連βガラクトシダーゼの発現が老化細胞の同定に最も広く用いられている技術であるが、定量性に欠け皮膚の採取が必要な侵襲的な測定となる。また、活性があったとしても必ずしも老化細胞の誘導と関連しない場合があることが示されている。p53やp16の活性化やSASP因子などと組み合わせた評価が望まれる。シミ、シワなどの皮膚症状に加えて、非侵襲的に測定できる全身性評価項目として、血中の炎症性サイトカインやSASP因子レベルを活用できる可能性がある。

② 抗老化剤有効性のヒトでの評価

加齢や老化は長い時間軸により変化する現象であり、例えばDNA修復やコラーゲンのターンオーバー速度の改善をメカニズムとする抗老化効果の定量的かつ非侵襲的な評価は極めて困難である。老齢皮膚由来の細胞で低下しているDNA修復能を回復させられるかを評価することはできるが、実際の加齢の過程で同様の効果があるのかを検証することはできない。老化を定量的に理解し老化制御剤のヒトでの有効性を短期間で評価するために、生物学的老化のバイオマーカーの探索が横断的研究手法と縦断的研究手法を組み合わせて検討されている（図４-10、後述）。

③ 皮膚の非侵襲評価法

光学的手法を用いた皮膚の非侵襲計測法の研究は、近年目覚ましく進歩してきた。共焦点ラマン分光法、多光子励起顕微鏡、偏光感受性光干渉断層法（Polarization Sensitive Optical Coherence Tomography：PS-OCT）などの手法により、肌内部の特定の分子をターゲットにしたヒト皮膚の非侵襲観察法が研究されている。例えば、共焦点ラマン分光法により皮膚内の水分勾配を非侵襲的に知ることができる。また、ＰＳ-ＯＣＴは皮膚内のコラーゲン構造の状態（配向性）を非侵襲条件で３次元画像化でき、加齢とともに変化するコラーゲンの質的量的変化を定量化できる可能性がある。今後、非侵襲的な皮膚の解析技術のさらなる深耕が望まれる。

7―2　動物を用いない抗老化有効成分の探索

科学的アプローチとして加齢動物や老化抑制あるいは促進因子に遺伝子操作を加えた早老マウスモデルを用いることは常套手段であるが、化粧品開発においては動物愛護の観点から探索・評価ともに動物を用いることはできない。細胞レベルでの論理的なアプローチにより、皮膚や個体の老化につなげられる科学的根拠を得る必要がある。もし、慢性炎症と皮膚老化との関係が現状よりも明確に科学的に立証されれば、in vitro での細胞老化やSASP制御に関しての研究成果を利用し、抗老化有効成分の探索・評価や構造活性相関の理解に応用できる。

7―3　横断的研究に加え縦断的研究の充実

これまで皮膚老化に関して得られてきた知見のほとんどは、加齢軸を横にとり、現時点での各年代の生物学的あるいは物理学的指標を調べて明らかにした各年代別の母集団の平均値などの情報に基づくものである（横断的研究）（図4―10）。しかし、老化は時間の経過に伴う

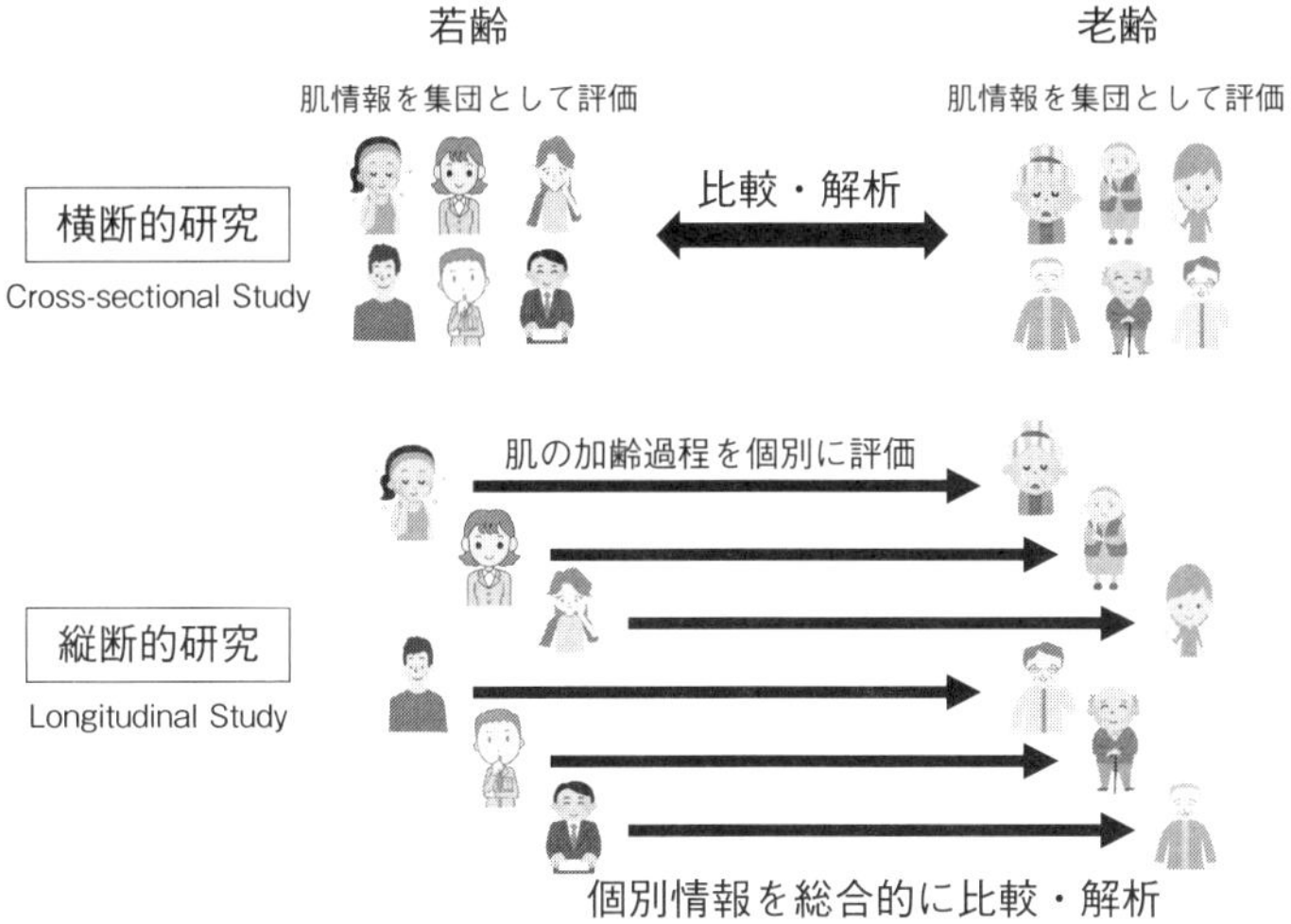

図 4-10　横断的研究と縦断的研究

連続的な変化なので、横断的研究によって得られた結果の限界を踏まえる必要がある。例えば、現在20歳と50歳の集団の平均身長を比較した時（横断的研究）、50歳の集団の身長が有意に低いからといって加齢により身長が低くなるとは限らない。そこには世代間差が含まれているので、横断的研究での結果を正すには、現在20歳の人が50歳になる過程でどう身長が減少するか個別のデータが必要である（縦断的研究）。

皮膚に関しては、同じ人が年齢を積み重ねる過程での皮膚症状を観察すると同時に、例えば、皮膚サンプルを得て分離した細胞を調べるような研究に相当する。しかし、被験者にとっては時間的な制約や精神的負担など倫理的な課題が大きく、研究者にとっても長年にわたり継続して研究ができる環境が必要であるため、実現困難な研究である。それでも、縦断的研究は、①データを横断的形式に再編成でき、従来研究成果との比較が可能、②個人や同一母集団での測定値のバラツキが加齢変化の過程でどう変化するか把握可能であり、横断的研究では得られない測定指標の生物学的意義を知ることができる、③これまで考えられていた老化現象が本当に加齢依存的か再評価できる、などの利点があり、抗老化のための新たな視点と正しい戦略を得ることができる。実際、近年、縦断的研究の重要性が認識されてきた。一例として、研究期間の短縮や正しい老化現象の評価、および抗老化療法の効果判定に必要な生物学的老化指標の探索について、デューク大学を中心とした研究チームで1,037名の健常成人（研究開始時26歳）を対象にした縦断的研究（2015年で38歳、954人）が継続されている。

8 むすび

本章では、皮膚老化について個別の老化肌に関して記述するのではなく、特に細胞老化と慢性炎症に着目して老化現象そのものをまず理解することから始め、次いで、これまでの老化研究を踏まえつつ抗老化に対する研究戦略を紹介した。基本的な戦略は、老化を「DNA

や組織のダメージ修復能力による皮膚恒常性維持が加齢に伴い減少あるいは破綻すること」と捉えて対応することである。その意味では、皮膚老化に関して必ずしもすべての情報は網羅されておらず、限られた視点にフォーカスしているので、不足の部分は多くの他書を参考にされたい。

さらに今後、慢性炎症、肥満、糖尿病といった皮膚にとどまらない〝健康と生活習慣〟に関わる要素が皮膚老化にも関与することが明らかになってくる。このような美と健康をホリスティックに捉えた研究が今後増えてくることで、皮膚老化に対する新たな対応やＱＯＬを高めるための提案が期待できる。

参考文献

1) Dong X, Milholland B, Vijg J. Evidence for a limit to human lifespan. Nature 2016 : 38 (7624) : 257–9.
2) Kaeberlein M, Rabinovitch PS, Martin GM. Healthy aging : the ultimate preventative medicine. Science 2015 : 350 (6265) : 1191–3.
3) Paltzer GL. Improving self–esteem by improving physical attractiveness. J Esthet Dent 1997 ; 9 : 44–6.
4) Sadick NS. The impact of cosmetic interventions on quality of life. Dermatol Online J 2008 : 14 : 2. http://dx.doi.org/10.1016/j.bjps. 2007.01.071

5) Christensen K, Thinggaard M, McGue M, Rexbye H, Hjelmborg JV, Aviv A, Gunn D, van der Ouderaa F, Vaupel JW. Perceived age as clinically useful biomarker of ageing : cohort study. BMJ 2009 ; 339 : b5262.

6) Cadet J, Anselmino C, Douki T, Voituriez L. Photochemistry of nucleic acids in cells. J Photochem Photobiol B 1992 ; 15 : 277–98.

7) Dianov GL, Souza-Pinto N, Nyaga SG, Thybo T, Stevnsner T, Bohr VA. Base excision repair in nuclear and mitochondrial DNA. Prog Nucleic Acid Res Mol Biol 2001 ; 68 : 285–97.

8) Moriwaki S, Ray S, Tarone RE, Kraemer KH, Grossman L. The effect of donor age on the processing of UV-damaged DNA by cultured human cells : reduced DNA repair capacity and increased DNA mutability. Mutat Res 1996 ; 364 : 117–23.

9) Goukassian D, Gad F, Yaar M, Eller MS, Nehal US, Gilchrest BA. Mechanisms and implications of the age-associated decrease in DNA repair capacity. FASEB J 2000 ; 14 : 1325–34.

10) Takahashi Y, Moriwaki S, Sugiyama Y, Endo Y, Yamazaki K, Mori T, Takigawa M, Inoue S. Decreased gene expression responsible for postultraviolet DNA repair synthesis in aging : a possible mechanism of age-related reduction in DNA repair capacity. J Invest Dermatol 2005 ; 124 : 435–42.

11) Chen SK, Hsieh WA, Tsai MH, Chen CC, Hong AI, Wei YH, Chang WP. Age-associated decrease of oxidative repair enzymes, human 8-oxoguanine DNA glycosylases (hOgg1), in human aging. J Radiat Res (Tokyo) 2003 ; 44 : 31–5.

12) Sauvaigo S, Caillat S, Odin F, Nkengne A, Bertin C, Oddos T. Effect of aging on DNA excision/synthesis repair capacities of human skin fibroblasts. J Invest Dermatol 2010 ; 130 : 1739–41.

13) Dyer DG, Dunn JA, Thorpe SR, Bailie KE, Lyons TJ, McCance DR, Baynes JW. Accumulation of

Maillard reaction products in skin collagen in diabetes and aging. J Clin Invest 1993 ; 91 : 2463-9.
14) Yamauchi M, London RE, Guenat C, Hashimoto F, Mechanic GL. Structure and formation of a stable histidine-based trifunctional cross-link in skin collagen. J Biol Chem 1987 ; 262 : 11428-34.
15) Morita K, Urabe K, Moroi Y, Koga T, Nagai R, Horiuchi S, Furue M. Migration of keratinocytes is impaired on glycated collagen I. Wound Repair Regen 2005 ; 13 : 93-101.
16) Kawano E, Takahashi S, Sakano Y, Fujimoto D. Nonenzymatic glycation alters properties of collagen as a substratum for cells. Matrix 1990 ; 10 : 300-5.
17) Alikhani Z, Alikhani M, Boyd CM, Nagao K, Trackman PC, Graves DT. Advanced glycation end products enhance expression of proapoptotic genes and stimulate fibroblast apoptosis through cytoplasmic and mitochondrial pathways. J Biol Chem 2005 ; 280 : 12087-9.
18) Howard EW, Benton R, Ahern-Moore J, Tomasek TJ. Cellular contraction of collagen lattices is inhibited by nonenzymatic glycation. Exp Cell Res 1996 ; 228 : 132-7.
19) Kawabata K, Yoshikawa H, Saruwatari K, Akazawa Y, Inoue T, Kuze T, Sayo T, Uchida N, Sugiyama Y. The presence of Nε-(Carboxymethyl) lysine in the human epidermis. Biochim Biophys Acta 2011 ; 1814 : 1246-52.
20) Montagna W, Kirchner S, Carlisle K. Histology of sun-damaged human skin. J Am Acad Dermatol 1989 ; 21 : 907-18.
21) Sellheyer K. Pathogenesis of solar elastosis : synthesis or degradation? J Cutan Pathol 2003 ; 30 : 123-7.
22) Lamore SD, Qiao S, Horn D, Wondrak GT. Proteomic identification of cathepsin B and nucleo-

phosmin as novel UVA-targets in human skin fibroblasts. Photochem Photobiol 2010 ; 86 : 1307-17.

23) Sfeir AJ, Chai W, Shay JW, Wright WE. Telomere-end processing : the terminal nucleotides of human chromosomes. Mol Cell 2005 ; 18 : 131-8.

24) Baird DM, Kipling D. The extent and significance of telomere loss with age. Ann N Y Acad Sci 2004 ; 1019 : 265-8.

25) Campisi J, d'Adda di Fagagna F. Cellular senescence : when bad things happen to good cells. Nat Rev Mol Cell Biol 2007 ; 8 : 729-40.

26) Vaziri H, Schachter F, Uchida I, Wei L, Zhu X, Effros R, Cohen D, Harley CB. Loss of telomeric DNA during aging of normal and trisomy 21 human lymphocytes. Am J Hum Genet 1993 ; 52 : 661-7.

27) Allsopp RC, Vaziri H, Patterson C, Goldstein S, Younglai EV, Futcher AB, Greider CW, Harley CB. Telomere length predicts replicative capacity of human fibroblasts. Proc Natl Acad Sci USA 1992 ; 89 : 10114-8.

28) Sun L, Tan R, Xu J, LaFace J, Gao Y, Xiao Y, Attar M, Neumann C, Li GM, Su B, Liu Y, Nakajima S, Levine AS, Lan L. Targeted DNA damage at individual telomeres disrupts their integrity and triggers cell death. Nucleic Acids Res 2015 ; 43 : 6334-47.

29) Grove GL, Kligman AM. Age-associated changes in human epidermal cell renewal. J Gerontol 1983 ; 38 : 137-42.

30) Hara M, Kikuchi K, Watanabe M, Denda M, Koyama J, Nomura J, Horii I, Tagami H. Senile xerosis : functional, morphological, and biochemical studies. J Geriatr Dermatol 1993 ; 1 : 111-20.

31) Sakai S, Kikuchi K, Satoh J, Tagami H, Inoue S. Functional properties of the stratum corneum in

patients with diabetes mellitus : similarities to senile xerosis. Br J Dermatol 2005 ; 153 : 319–23.
32) Sakai S, Endo Y, Ozawa N, Sugawara T, Kusaka A, Sayo T, Tagami H, Inoue S. Characteristics of the epidermis and stratum corneum of hairless mice with experimentally induced diabetes mellitus. J Invest Dermatol 2003 ; 120 : 79–85.
33) Gunn DA, Rexbye H, Griffiths CE, Murray PG, Fereday A, Catt SD, Tomlin CC, Strongitharm BH, Perrett DI, Catt M, Mayes AE, Messenger AG, Green MR, van der Ouderaa F, Vaupel JW, Christensen K. Why some women look young for their age. PLoS One 2009 ; 4 : e8021. http://dx.doi.org/10.1371/journal.pone.0008021.
34) Crabbe L, Jauch A, Naeger CM, Holtgreve-Grez H, Karlseder J. Telomere dysfunction as a cause of genomic instability in Werner syndrome. Proc Natl Acad Sci USA 2007 ; 104 : 2205–10.
35) Saijo M, Hirai T, Ogawa A, Kobayashi A, Kamiuchi S, Tanaka K. Functional TFIIH is required for UV-induced translocation of CSA to the nuclear matrix. Mol Cell Biol 2007 ; 27 : 2538–47.
36) Moriwaki S, Kraemer KH. Xeroderma pigmentosumdbridging a gap between clinic and laboratory. Photodermatol Photoimmunol Photomed 2001 ; 17 : 47–54.
37) Santos J, Leitao-Correia F, Sousa MJ, Leao C. Dietary restriction and nutrient balance in aging. Oxid Med Cell Longev 2016 ; 2016, 4010357. http://dx.doi.org/10.1155/2016/4010357.
38) Rossi ML, Ghosh AK, Bohr VA. Roles of Werner syndrome protein in protection of genome integrity. DNA Repair（Amst）2010 ; 9 : 331–44.
39) Yao H, Chung S, Hwang JW, Rajendrasozhan S, Sundar IK, Dean DA, McBurney MW, Guarente L, Gu W, Rönty M, Kinnula VL, Rahman I. SIRT1 protects against emphysema via FOXO3-mediated reduction of premature senescence in mice. J Clin Invest 2012 ; 122 : 2032–45.
40) Lamming DW, Ye L, Katajisto P, Goncalves MD, Saitoh M, Stevens DM, Davis JG, Salmon AB,

Richardson A, Ahima RS, Guertin DA, Sabatini DM, Baur DA. Rapamycin-induced insulin resistance is mediated by mTORC2 loss and uncoupled from longevity. Science 2012 ; 335 : 1638-43.

41) Selman C, Tullet JM, Wieser D, Irvine E, Lingard SJ, Choudhury AI, Claret M, Al-Qassab H, Carmignac D, Ramadani F, Woods A, Robinson IC, Schuster E, Batterham RL, Kozma SC, Thomas G, Carling D, Okkenhaug K, Thornton JM, Partridge L, Gems D, Withers DJ. Ribosomal protein S6 kinase 1 signaling regulates mammalian life span. Science 2009 ; 326 : 140-4.

42) Kurosu H, Yamamoto M, Clark JD, Pastor JV, Nandi A, Gurnani P, McGuinness OP, Chikuda H, Yamaguchi M, Kawaguchi H, Shimomura I, Takayama Y, Herz J, Kahn CR, Rosenblatt KP, Kuro-o M. Suppression of aging in mice by the hormone Klotho. Science 2005 ; 309 : 1829-33.

43) Fontana L, Partridge L, Longo VD. Extending healthy life spanefrom yeast to humans. Science 2010 ; 328 : 321-6.

44) Arking DE, Krebsova A, Macek Sr M, Macek Jr M, Arking A, Mian IS, Fried L, Hamosh A, Dey S, McIntosh I, Dietz HC. Associationof human aging with a functional variant of klotho. Proc Natl Acad Sci USA 2002 ; 99 : 856-61.

45) Kuro-o M, Matsumura Y, Aizawa H, Kawaguchi H, Suga T, Utsugi T, Ohyama Y, Kurabayashi M, Kaname T, Kume E, Iwasaki H, Iida A, Shiraki-Iida T, Nishikawa S, Nagai R, Nabeshima YI. Mutation of the mouse klotho gene leads to a syndrome resembling ageing. Nature 1997 ; 390 : 45-51.

46) Dreesen O, Stewart CL. Accelerated aging syndromes, are they relevant to normal human aging? Aging 2011 ; 3 : 889-95.

47) Baur JA, Pearson KJ, Price NL, Jamieson HA, Lerin C, Kalra A, Prabhu VV, Allard JS, Lopez-

Lluch G, Lewis K, Pistell PJ, Poosala S, Becker KG, Boss O, Gwinn D, Wang M, Ramaswamy S, Fishbein KW, Spencer RG, Lakatta EG, Le Couteur D, Shaw RJ, Navas P, Puigserver P, Ingram DK, de Cabo R, Sinclair DA. Resveratrol improves health and survival of mice on a high-calorie diet. Nature 2006；444（7117）：337-42.

48) Lagouge M, Argmann C, Gerhart-Hines Z, Meziane H, Lerin C, Daussin F, Messadeq N, Milne J, Lambert P, Elliott P, Geny B, Laakso M, Puigserver P, Auwerx J. Resveratrol improves mitochondrial function and protects against metabolic disease by activating SIRT1 and PGC-1a. Cell 2006；127：1109-22.

49) Takeda T, HosokawaM, Takeshita S, Irino M, Higuchi K, Matsushita T, Tomita Y, Yasuhira K, Hamamoto H, Shimizu K, Ishii M, Yamamuro T. A new murine model of accelerated senescence. Mech Ageing Dev 1981；17：183-94.

50) Chiba Y, Shimada A, Kumagai N, Yoshikawa K, Ishii S, Furukawa A, Takei S, Sakura M, Kawamura N, Hosokawa M. The senescenceaccelerated mouse(SAM)：a higher oxidative stress and age-dependent degenerative diseases model. Neurochem Res 2009；34：679-87.

51) Hayflick L, Moorhead PS. The serial cultivation of human diploid cell strains. Exp Cell Res 1961；25：585-621.

52) Rohme D. Evidence for a relationship between longevity of mammalian species and life spans of normal fibroblasts in vitro and erythrocytes in vivo. Proc Natl Acad Sci USA 1981；78：5009-13.

53) Franceschi C, Campisi J. Chronic inflammation (inflammaging) and its potential contribution to age-associated diseases. J Gerontol A Biol Sci Med Sci 2014；69（Suppl. 1）：S4-9.

54) Jurk D, Wilson C, Passos JF, Oakley F, Correia-Melo C, Greaves L, Saretzki G, Fox C, Lawless C,

Anderson R, Hewitt G, Pender SL, Fullard N, Nelson G, Mann J, van de Sluis B, Mann DA, von Zglinicki T. Chronic inflammation induces telomere dysfunction and accelerates ageing in mice. Nat Commun 2014 ; 2 : 4172. http://dx.doi.org/10.1038/ncomms5172.

55) Franceschi C, Bonafe M, Valensin S, Olivieri F, De Luca M, Ottaviani E, De Benedictis G. Inflamm-aging. An evolutionary perspective on immunosenescence. Ann N Y Acad Sci 2000 ; 908 : 244-54.

56) Zhuang Y, Lyga J. Inflammaging in skin and other tissues-the roles of complement system and macrophage. Inflamm Allergy Drug Targets 2014 ; 13 : 153-61.

57) Serrano M, Lin AW, McCurrach ME, Beach D, Lowe SW. Oncogenic ras provokes premature cell senescence associated with accumulation of p53 and p16INK4a. Cell 1997 ; 88 : 593-602.

58) Sayama K, Shirakata Y, Midorikawa K, Hanakawa Y, Hashimoto K. Possible involvement of p21 but not of p16 or p53 in keratinocyte senescence. J Cell Physiol 1999 ; 179 : 40-4.

59) Young ARJ, Narita M. SASP reflects senescence. EMBO Rep 2009 ; 10 : 228-30.

60) Coppe JP, Patil CK, Rodier F, Sun Y, Munoz DP, Goldstein J, Nelson PS, Desprez PY, Campisi J. Senescence-associated secretory phenotypes reveal cell-nonautonomous functions of oncogenic RAS and the p53 tumor suppressor. PLoS Biol 2008 ; 6 : 2853-68.

61) Arai Y, Martin-Ruiz CM, Takayama M, Abe Y, Takebayashi T, Koyasu S, Suematsu M, Hirose N, von Zglinicki T. Inflammation, but not telomere length, predicts successful ageing at extreme old age : a longitudinal study of semi-supercentenarians. EBioMedicine 2015 ; 2 : 1549-58.

62) Zimniak P. What is the proximal cause of aging? Front Genet 2012 ; 3 : 189. http://dx.doi.org/10.3389/fgene.2012.00189.

63) Kaeberlein M, McVey M, Guarente L. The SIR2/3/4 complex and SIR2 alone promote longevity in Saccharomyces cerevisiae by two different mechanisms. Genes Dev 1999 ; 13 : 2570–80.
64) Haigis MC, Sinclair DA. Mammalian sirtuins : biological insights and disease relevance. Annu Rev Pathol 2010 ; 5 : 253–95.
65) Cohen HY, Miller C, Bitterman KJ, Wall NR, Hekking B, Kessler B, Howitz KT, Gorospe M, de Cabo R, Sinclair DA. Calorie restriction promotes mammalian cell survival by inducing the SIRT1 deacetylase. Science 2004b ; 305 : 390–2.
66) Boily G, Seifert EL, Bevilacqua L, He XH, Sabourin G, Estey C, Moffat C, Crawford S, Saliba S, Jardine K, Xuan J, Evans M, Harper ME, McBurney MW. Sirt1 regulates energy metabolism and response to caloric restriction in mice. PLoS One 2008 ; 3 : e1759.
67) McBurney MW, Yang X, Jardine K, Hixon M, Boekelheide K, Webb JR, Lansdorp PM, Lemieux M. The mammalian SIR2alpha protein has a role in embryogenesis and gametogenesis. Mol Cell Biol 2003 ; 23 : 38–54.
68) Cheng HL, Mostoslavsky R, Saito S, Manis JP, Gu Y, Patel P, Bronson R, Appella E, Alt FW, Chua KF. Developmental defects and p53 hyperacetylation in Sir2 homolog（SIRT1）–deficient mice. Proc Natl Acad Sci USA 2003 : 100 : 10794–9.
69) Li H, Rajendran GK, Liu N, Ware C, Rubin BP, Gu Y. SirT1 modulates the estrogen–insulin–like growth factor–1 signaling for postnatal development of mammary gland in mice. Breast Cancer Res 2007 ; 9 : R1.
70) Howitz KT, Bitterman KJ, Cohen HY, Lamming DW, Lavu S, Wood JG, Zipkin RE, Chung P, Kisielewski A, Zhang LL, Scherer B, Sinclair DA. Small molecule activators of sirtuins extend Saccharomyces cerevisiae lifespan. Nature 2003 ; 425（6954）: 191–6.

71) Cornelissen G, Otsuka K. Chronobiology of aging : A mini-review. Gerontol 2017 ; 63 : 118-28.
72) Pearson KJ, Baur JA, Lewis KN, Peshkin L, Price NL, Labinskyy N, Swindell WR, Kamara D, Minor RK, Perez E, Jamieson HA, Zhang Y, Dunn SR, Sharma K, Pleshko N, Woollett LA, Csiszar A, Ikeno Y, Le Couteur D, Elliott PJ, Becker KG, Navas P, Ingram DK, Wolf NS, Ungvari Z, Sinclair DA, de Cabo R. Resveratrol delays age-related deterioration and mimics transcriptional aspects of dietary restriction without extending life span. Cell Metab 2008 ; 8 : 157-68.
73) Kim KH, Back JH, Zhu Y, Arbesman J, Athar M, Kopelovich L, Kim AL, Bickers DR. Resveratrol targets transforming growth factor-b2 signaling to block UV-induced tumor progression. J Invest Dermatol 2011 ; 131 : 195-202.
74) Ikeda K, Torigoe T, Matsumoto Y, Fujita T, Sato N, Yotsuyanagi T. Resveratrol inhibits fibrogenesis and induce sapoptosis in keloid fibroblasts. Wound Repair Regen 2013 ; 21 : 616-23.
75) Blander G, Bhimavarapu A, Mammone T, Maes D, Elliston K, Reich C, Matsui MS, Guarente L, Loureiro JJ. SIRT1 promotes differentiation of normal human keratinocytes. J Invest Dermatol 2009 ; 129 : 41-9.
76) Holian O, Walter RJ. Resveratrol inhibits the proliferation of normal human keratinocytes in vitro. J Cell Biochem Suppl 2001 ; (Suppl. 36) : 55-62.
77) Lee JH, Kim JS, Park SY, Lee YJ. Resveratrol induces human keratinocyte damage via the activation of class III histone deacetylase, Sirt1. Oncol Rep 2016 ; 35 : 524-9.
78) Wu Z, Uchi H, Morino-Koga S, Shi W, Furue M. Resveratrol inhibition of human keratinocyte proliferation via SIRT1/ARNT/ERK dependent down regulation of aquaporin 3. J Dermatol Sci 2014 ; 75 : 16-23.

79) Adhami VM, Afaq F, Ahmad N. Suppression of ultraviolet B exposure–mediated activation of NF–kappaB in normal human keratinocytes by resveratrol. Neoplasia 2003 ; 5 : 74–82.
80) Ido Y, Duranton A, Lan F, Weikel KA, Breton L, Ruderman NB. Resveratrol prevents oxidative stress–induced senescence and proliferative dysfunction by activating the AMPK–FOXO3 cascade in cultured primary human keratinocytes. PLoS One 2015 ; 10 : e0115341. http://dx.doi.org/10.1371/journal.pone.0115341
81) Newton RA, Cook AL, Roberts DW, Leonard JH, Sturm RA. Post–transcriptional regulation of melanin biosynthetic enzymes by cAMP and resveratrol in human melanocytes. J Invest Dermatol 2007 ; 127 : 2216–27.
82) Okura M, Yamashita T, Ishii–Osai Y, Yoshikawa M, Sumikawa Y, Wakamatsu K, Ito. Effects of rhododendrol and its metabolic products on melanocytic cell growth. J Dermatol Sci 2015 ; 80 : 142–9.
83) Tanno O, Ota Y, Kitamura N, KatsubeT, Inoue S. Nicotinamide increases biosynthesis of ceramides as well as other stratum corneum lipids to improve the epidermal permeability barrier. Br J Dermatol 2000 ; 143 : 524–31.
84) Bitterman KJ, Anderson RM, Cohen HY, Latorre–Esteves M, Sinclair DA. Inhibition of silencing and accelerated aging by nicotinamide, a putative negative regulator of yeast sir2 and human SIRT1. J Biol Chem 2002 ; 277 : 45099–107.
85) Yamamoto O, Bhawan J. Three modes of melanosome transfers in Caucasian facial skin : hypothesis based on an ultrastructural study. Pigment Cell Res 1994 ; 7 : 158–69.
86) Fisher GJ, Datta SC, Talwar HS, Wang ZQ, Varani J, Kang S, Voorhees JJ. Molecular basis of sun–induced premature skin ageing and retinoid antagonism. Nature 1996 ; 379 : 335–9.

87) Alli E, Solow-Cordero D, Casey SC, Ford JM. Therapeutic targeting of BRCA1-mutated breast cancers with agents that activate DNA repair. Cancer Res 2014 ; 74 : 6205-15.

88) Rodriguez KJ, Wong HK, Oddos T, Southall M, Frei B, Kaur S. A purified Feverfew extract protects from oxidative damage by inducing DNA repair in skin cells via a PI3-kinase-dependent Nrf2/ARE pathway. J Dermatol Sci 2013 ; 72 : 304-10.

89) Mammone T, Akesson C, Gan D, Giampapa V, Pero RW. A water soluble extract from Uncaria tomentosa (Cat's Claw) is a potent enhancer of DNA repair in primary organ cultures of human skin. Phytother Res 2006 ; 20 : 178-83.

90) Inomata S, Matsunaga Y, Amano S, Takada K, Kobayashi K, Tsunenaga M, Nishiyama T, Kohno Y, Fukuda M. Possible involvement of gelatinases in basement membrane damage and wrinkle formation in chronically ultraviolet B-exposed hairless mouse. J Invest Dermatol 2003 ; 120 : 128-34.

91) Amano S, Ogura Y, Akutsu N, Matsunaga Y, Kadoya K, Adachi E, Nishiyama T. Protective effect of matrix metalloproteinase inhibitors against epidermal basement membrane damage : skin equivalents partially mimic photoageing process. Br J Dermatol 2005 ; 153 (Suppl. 2) : 37-46.

92) Yamamoto K, Takahashi Y, Mano T, Sakata Y, Nishikawa N, Yoshida J, Oishi Y, Hori M, Miwa T, Inoue S, Masuyama T. N-methylethanolamine attenuates cardiac fibrosis and improves diastolic function : inhibition of phospholipase D as a possible mechanism. Eur Heart J 2004 ; 25 : 1221-9.

93) Stamenkovic I. Extracellular matrix remodelling : the role of matrix metalloproteinases. J Pathol 2003 ; 200 : 448-64.

94) Liu S, Uppal H, Demaria M, Desprez PY, Campisi J, Kapahi P. Simvastatin suppresses breast

cancer cell proliferation induced by senescent cells. Sci Rep 2015；5：17895. http://dx.doi.org/10.1038/srep17895.
95) Laberge RM, Zhou L, Sarantos MR, Rodier F, Freund A, de Keizer PLJ, Liu S, Demaria M, Cong YS, Kapahi P, Desprez PY, Hughes RE, Campisi J. Glucocorticoids suppress selected components of the senescence-associated secretory phenotype. Aging Cell 2012；11：569-78.
96) Dimri GP, Lee X, Basile G, Acosta M, Scott G, Roskelley C, Medrano EE, Linskens M, Rubelj I, Pereira-Smith O. A biomarker that identifies senescent human cells in culture and in aging skin in vivo. Proc Natl Acad Sci USA 1995；92：9363-7.
97) Naylor RM, Baker DJ, van Deursen JM. Senescent cells：a novel therapeutic target for aging and age-related diseases. Clin Pharmacol Ther 2013；93：105-16.
98) Baker DJ, Childs BG, Durik M, Wijers ME, Sieben CJ, Zhong J, Saltness RA, Jeganathan KB, Verzosa GC, Pezeshki A, Khazaie K, Miller JD, van Deursen JM. Naturally occurring p16Ink4a-positive cells shorten healthy lifespan. Nature 2016；530（7589）：184-9.
99) Zhu Y, Doornebal EJ, Pirtskhalava T, Giorgadze N, Wentworth M, Fuhrmann-Stroissnigg H, Niedernhofer LJ, Robbins PD, Tchkonia T, Kirkland JL. New agents that target senescent cells：the flavone, fisetin, and the BCL-XL inhibitors, A1331852 and A1155463. Aging（Albany NY）. 2017；doi：10.18632/aging.101202.
100) Lopez-Otin C, Blasco MA, Partridge L, Serrano M, Kroemer G. The hallmarks of aging. Cell 2013；153：1194-217.
101) Lee ME, Kim SR, Lee S, Jung YJ, Choi SS, Kim WJ, Han JA. Cyclooxygenase-2 inhibitors modulate skin aging in a catalytic activity independent manner. Exp Mol Med 2012；44：536-44.
102) Orhan H, Dogruer DS, Cakir B, Sahin G, Sahin M. The in vitro effects of new non-steroidal anti-

inflammatory compounds on antioxidant system of human erythrocytes. Exp Toxicol Pathol 1999 ; 51 : 397-402.

103) Poole JC, Thain A, Perkins ND, Roninson IB. Induction of transcription by $p21^{Waf1/Cip1/Sdi1}$: role of NFkappa Band effect of non-steroidal antiinflammatory drugs. Cell Cycle 2004 ; 3 : 931-40.

104) Weinstein GD, Nigra TP, Pochi PE, Savin RC, Allan A, Benik K, Jeffes E, Lufrano L, Thorne EG. Topical tretinoin for treatment of photodamaged skin. A multicenter study. Arch Dermatol 1991 ; 127 : 659-65.

105) Griffiths GE, Kang S, Ellis CN, Kim KJ, Finkel LJ, Ortiz-Ferrer LC, White GM, Rhein TA, Hamilton F, Voorhees JJ. Two concentrations of topical tretinoin (retinoic acid) cause similar improvement of photoaging but different degrees of irritation. A double-blind, vehicle controlled comparison of 0.1% and 0.025% tretinoin creams. Arch Dermatol 1995 ; 131 : 1037-44.

106) Lundin A, Berne B, Michaelsson G. Topical retinoic acid treatment of photoaged skin : its effects on hyaluronan distribution in epidermis and on hyaluronan and retinoic acid in suction blister fluid. Acta Derm Venereol 1992 ; 72 : 423-7.

107) Kligman AM, Dogadkina D, Lavker RM. Effects of topical tretinoin on non-sun-exposed protected skin of the elderly. J Am Acad Dermatol 1993 ; 29 : 25-33.

108) Rafal ES, Griffiths CE, Ditre CM, Finkel LJ, Hamilton TA, Ellis CN, Voorhees JJ. Topical tretinoin (retinoic acid) treatment for liver spots associated with photodamage. N Engl J Med 1992 ; 326 : 368-74.

109) Kang S, Duell EA, Fisher GJ, Datta SC, Wang ZQ, Reddy AP, Tavakkol A, Yi JY, Griffiths CE, Elder JT, Voorhees JJ. Application of retinol to human skin in vivo induces epidermal hyperplasia and cellular retinoid binding proteins characteristic of retinoic acid but without measur-

able retinoic acid levels or irritation. J Invest Dermatol 1995 ; 105 : 549–56.

110) Damian DL, Patterson CT, Stapelberg M, Park J, Barnetson RS, Halliday GM. UV radiation-induced immunosuppression is greater in men and prevented by topical nicotinamide. J Invest Dermatol 2008 ; 128 : 447–54.

111) Kawada A, Konishi N, Oiso N, Kawara S, Date A. Evaluation of anti-wrinkle effects of a novel cosmetic containing niacinamide. J Dermatol 2008 ; 35 : 637–42.

112) Bissett DL, Oblong JE, Berge CA. Niacinamide : A B vitamin that improves aging facial skin appearance. Derm Surg 2005 ; 31 : 860–5. discussion 865.

113) Hakozaki T, Minwalla L, Zhuang J, Chhoa M, Matsubara A, Miyamoto K, Greatens A, Hillebrand GG, Bissett DL, Boissy RE. The effect of niacinamide on reducing cutaneous pigmentation and suppression of melanosome transfer. Br J Dermatol 2002 ; 147 : 20–31.

114) Ditre CM, Griffin TD, Murphy GF, Sueki H, Telegan B, Johnson WC, Yu RJ, van Scott EJ. Effects of alpha-hydroxy acids on photoaged skin : a pilot clinical, histologic, and ultrastructural study. J Am Acad Dermatol 1996 ; 34 : 187–95.

115) Smith WP. Epidermal and dermal effects of topical lactic acid. J Am Acad Dermatol 1996 ; 35 : 388–91.

116) Thueson DO, Chan EK, Oechsli LM, Hahn GS. The roles of pH and concentration in lactic acid-induced stimulation of epidermal turnover. Derm Surg 1998 ; 24 : 641–5.

117) Horikoshi T, Matsumoto M, Usuki A, Igarashi S, Hikima R, Uchiwa H, Hayashi S, Brysk MM, Ichihashi M, Funasaka Y. Effects of glycolic acid on desquamation-regulating proteinases in human stratum corneum. Exp Dermatol 2005 ; 14 : 34–40.

118) Rendl M, Mayer C, Weninger W, Tschachler E. Topically applied lactic acid increases spontane-

ous secretion of vascular endothelial growth factor by human reconstructed epidermis. Br J Dermatol 2001 ; 145 : 3-9.

119) Xue J, Rai V, Singer D, Chabierski S, Xie J, Reverdatto S, Burz DS, Schmidt AM, Hoffmann R, Shekhtman A. Advanced glycation end product recognition by the receptor for AGEs. Structure 2011 ; 19 : 722-32.

120) WangZ, Li H, Zhang D, LiuX, Zhao F, PangX, Wang Q. Effect of advanced glycosylation endproducts on apoptosis in human adipose tissue derived stem cells in vitro. Cell Biosci 2015 ; 5 : 3. http://dx.doi.org/10.1186/2045-3701-5-3.

121) Zigrino P, Brinckmann J, Niehoff A, Lu Y, Giebeler N, Eckes B, Kadler KE, Mauch. Fibroblast-derived MMP-14 regulates collagen homeostasis in adult skin. J Invest Dermatol 2016 ; 136 : 1575-83.

122) Phillips CL, Combs SB, Pinnell SR. Effects of ascorbic acid on proliferation and collagen synthesis in relation to the donor age of human dermal fibroblasts. J Invest Dermatol 1994 ; 103 : 228-32.

123) Talwar HS, Griffiths CE, Fisher GJ, Hamilton TA, Voorhees JJ. Reduced type I and type III procollagens in photodamaged adult human skin. J Invest Dermatol 19 95 ; 105 : 285-90.

124) Geesin JC, Darr D, Kaufman R, Murad S, Pinnell SR. Ascorbic acid specifically increases type I and type III procollagen messenger RNA levels in human skin fibroblast. J Invest Dermatol 1988 ; 90 : 420-4.

125) Phillips CL, Tajima S, Pinnell SR. Ascorbic acid and transforming growth factor-beta 1 increase collagen biosynthesis via different mechanisms : coordinate regulation of pro alpha 1 (I) and pro alpha 1 (III) collagens. Arch Biochem Biophys 1992 ; 295 : 397-403.

126) Nusgens BV, Humbert P, Rougier A, Colige AC, Haftek M, Lambert CA, Richard A, Creidi P, Lapiere CM. Topically applied vitamin C enhances the mRNA level of collagens I and III, their processing enzymes and tissue inhibitor of matrix metalloproteinase1 in the human dermis. J Invest Dermatol 2001；116：853-9.

127) Brennan M, Bhatti H, Nerusu KC, Bhagavathula N, Kang S, Fisher GJ, Varani J, Voorhees JJ. Matrix metalloproteinase-1 is the major collagenolytic enzyme responsible for collagen damage in UV-irradiated human skin. Photochem Photobiol 2003；78：43-8.

128) Toriseva MJ, Ala-aho R, Karvinen J, Baker AH, Marjomaki VS, Heino J, Kahari VM. Collagenase-3（MMP-13）enhances remodeling of three dimensional collagen and promotes survival of human skin fibroblasts. J Invest Dermatol 2007；127：49-59.

129) Zigrino P, Brinckmann J, Niehoff A, Lu Y, Giebeler N, Eckes B, Kadler KE, Mauch C. Fibroblast-Derived MMP-14 Regulates Collagen Homeostasis in Adult Skin. J Invest Dermatol. 2016；136：1575-83.

130) Chiu A, Kimball AB. Topical vitamins, minerals and botanical ingredients as modulators of environmental and chronological skin damage. Br J Dermatol 2003；149：681-91.

131) Li J, Bonkowski MS, Moniot S, Zhang D, Hubbard BP, Ling AJ, Rajman LA, Qin B, Lou Z, Gorbunova V, Aravind L, Steegborn C, Sinclair DA. A conserved NAD+ binding pocket that regulates protein-protein interactions during aging. Science. 2017 24；355（6331）：1312-7.

132) Longo VD, Antebi A, Bartke A et al. Interventions to Slow Aging in Humans：Are We Ready? Aging Cell. 2015；14：497-510.

133) Itahana K, Campisi J, Dimri GP. Methods to detect biomarkers of cellular senescence：the senescence-associated beta-galactosidase assay. Methods Mol Biol 2007；371：21-31.

134) Severino J, Allen RG, Balin S, Balin A, Cristofalo VJ. Is beta-galactosidase staining a marker of senescence in vitro and in vivo? Exp Cell Res 2000 ; 257 : 162-71.

135) Franzen L, Windbergs M. Applications of Raman spectroscopy in skin research-from skin physiology and diagnosis up to risk assessment and dermal drug delivery. Adv Drug Deliv Rev 2015 ; 89 : 91-104.

136) Sakai S, Yamanari M, Miyazawa A, Matsumoto M, Nakagawa N, Sugawara T, Kawabata K, Yatagai T, Yasuno Y. In vivo three-dimensional birefringence analysis shows collagen differences between young and old photo-aged human skin. J Invest Dermatol 2008 ; 128 : 1641-7.

137) Smith JR, Venable S, Roberts TW, Metter EJ, Monticone R, Schneider EL. Relationship between in vivo age and in vitro aging : assessment of 669 cell cultures derived from members of the Baltimore Longitudinal Study of Aging. J Gerontol A Biol Sci Med Sci. 2002 ; 57 : B239-46.

138) Belsky DW, Caspi A, Houts R, Cohen HJ, Corcoran DL, Danese A, Harrington H, Israel S, Levine ME, Schaefer JD, Sugden K, Williams B, Yashin AI, Poulton R, Moffitt TE. Quantification of biological aging in young adults. Proc Natl Acad Sci U S A. 2015 ; 28 ; 112 : E4104-10. doi : 10.1073/pnas.1506264112.

第 5 章

色素沈着：薬用美白化粧品

安藤秀哉

1　はじめに

太陽光に含まれる紫外線には、皮膚細胞のＤＮＡに傷をつける作用がある。皮膚は紫外線のＤＮＡ損傷作用から身を護るため、メラニン色素をつくって皮膚細胞の核を帽子のように覆い、ＵＶＢのエネルギーを吸収して核のＤＮＡに傷がつかないようにしている。このようにメラニン色素は生体にとって大切なものであるが、局所的に必要以上のメラニン色素がつくられ、美容上問題になることがある。このように生じた不均一な皮膚の色調がしみとして認識され、そのしみができるのを予防するのが薬用美白化粧品である。

実際、高齢になると多くの人の顔面や手の甲などにしみが生じてくる。これは上述の如く、紫外線による皮膚細胞のＤＮＡ損傷作用が引き金の一つになると考えられている[1)]。したがって、しみの予防には皮膚細胞のＤＮＡから紫外線を遮断する日焼け止め化粧品が有用である。また、しみの部位ではメラニン色素が過剰に生成されているため、メラニン生成抑制剤も有用である。さらに、しみの部位に沈着した多量のメラニン色素を速やかに皮膚の外部へ排泄することも、しみの改善に有用である。

2　しみ予防有効成分（医薬部外品主剤）のメカニズム

これまで多くの化粧品会社や製薬会社から「メラニンの生成を抑え、しみ・そばかすを防ぐ」有効成分（医薬部外品主剤）が独自に開発され、厚生労働省より承認されてきた（表1）[2)]。これらの有効成分のしみ予防メカニズムは多岐にわたるが、メラニン生成酵素チロシナーゼの活性を直接的もしくは間接的に抑制する成分と、それ以外の成分に大きく分けられる。すなわち、チロシナーゼ活性を直接的に抑制するメカニズムとして、抗酸化作用、チロシナーゼ活性領域の銅イオンに吸着するキレート作用、競合（拮抗）阻害作用が挙げられる。

また、チロシナーゼ活性の間接的な抑制作用メカニズムとして、チロシナーゼの分解促進もしくは成熟抑制によるチロシナーゼ量の減少作用、ケラチノサイトからメラノサイトへの活性化情報伝達の抑制作用が挙げられる。さらに、チロシナーゼとは基本的に関係のないメカニズムとして、メラノサイトからケラチノサイトへのメラノソーム（メラニン色素が生成されるメラノサイト内小器官）の移送抑制作用、メラニン色素の皮膚外部への排泄にはたらく表皮ターンオーバーの促進作用が挙げられる（表5-1）。

１９８０年代半ばまでは、ビタミンC誘導体とプラセンタエキス（胎盤エキス）が医薬部

表5-1　厚生労働省より承認されたしみ予防有効成分の一覧表（医薬部外品主剤）[2)]

ターゲット	メカニズム	詳細	薬用美白主剤
メラノサイト	チロシナーゼ活性の抑制	抗酸化	ビタミンC及びその誘導体
		銅イオンのキレート	コウジ酸　エラグ酸
		競合阻害	アルブチン　ルシノール 4-MSK　4-HPB
	チロシナーゼ量の減少	チロシナーゼ分解促進	リノール酸
		チロシナーゼ成熟抑制	マグノリグナン
ケラチノサイト	KC-MCシグナル伝達抑制		カミツレエキス トラネキサム酸&誘導体
メラノサイト&ケラチノサイト	メラノソームトランスファーの抑制		ナイアシンアミド
表皮	表皮ターンオーバーの促進		プラセンタエキス アデノシン1リン酸

Int. J. Mol. Sci. 11：2566-2575, 2010（和訳・改変）

外品の主剤として薬用美白化粧品に配合される有効成分であった。1988年のコウジ酸の承認を皮切りに、各社独自のしみ予防有効成分の開発が始まった。これまでに厚生労働省より承認された〝メラニンの生成を抑え、しみ・そばかすを防ぐ〟有効成分（医薬部外品主剤）の作用メカニズムの概要を以下に記す。

(1) アスコルビン酸（ビタミンC）およびその誘導体

しみの原因となるメラニン色素の生成反応は主に酸化反応であり、アスコルビン酸の持つ還元作用がメラニン生成の抑制にはたらく。これまで日本の薬用美白化粧品に最も多く用いられてきた、いわゆる美白剤の代表格である。

アスコルビン酸の誘導体として、アスコルビン酸リン酸マグネシウム塩（武田薬品工業が承認取得）、アスコルビン酸リン酸ナトリウム塩（カネボウが承認取得）、アスコルビン酸グルコシド（資生堂と加美乃素本舗が承認取得）、アスコルビン酸エチル（資生堂が承認取得：本剤は長波長紫外線UVAによる即時型色素沈着を防ぐ）などが医薬部外品の有効成分として承認されているが、その美白メカニズムはいずれもメラニン生成過程の酸化反応を還元してメラニンの生成を抑制することが主体である。

ヒト評価試験として、10％アスコルビン酸リン酸マグネシウム塩配合製剤が肝斑および老人性色素斑に有効[3)]、2％アスコルビン酸グルコシド配合クリーム製剤が人工の紫外線ランプで形成した色素沈着（以下、紫外線誘導色素沈着）に有効[4)]などの報告がある。

(2) プラセンタエキス

プラセンタエキスはアスコルビン酸とともに、薬用美白化粧品の美白主剤として長年用いられてきた有効成分である。従来は主に牛由来であったが、狂牛病問題に対処して、現在はブタ由来のプラセンタエキスが代替として用いられることが多い。アミノ酸、ミネラルなどを多く含み、メラニン生成抑制作用や、皮膚細胞の代謝活性を高めて皮膚外へのメラニンの排出を促進する作用などが報告されているが、その作用機序は未だ不明な点が多い。

(3) コウジ酸（三省製薬が1988年に承認取得）

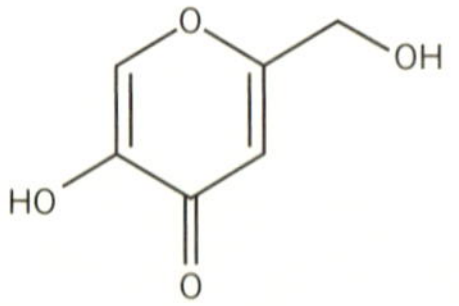

コウジ酸は味噌や醤油の製造に使用されるコウジ菌の発酵液中から分離同定されたγ-ピロン化合物で、抗菌作用などが知られている。メラニン生成酵素であるチロシナーゼの活性領域に存在する銅イオンをキレートすることによってチロシナーゼ活性を阻害し、メラニンの生成を抑制する[5]。

ヒト評価試験として、1％コウジ酸配合製剤が肝斑、炎症後色素沈着、老人性色素斑、雀卵斑（そばかす）に有効[6]との報告がある。

2003年3月にコウジ酸は発がん性の疑いで厚生労働省より製造・輸入を見合わせるよう通達されたが、再評価の結果、2005年11月に化粧品成分として安全であるとの見解が出され、現在では再び美白主剤として使用されている。

(4)　アルブチン（資生堂が１９８９年に承認取得）

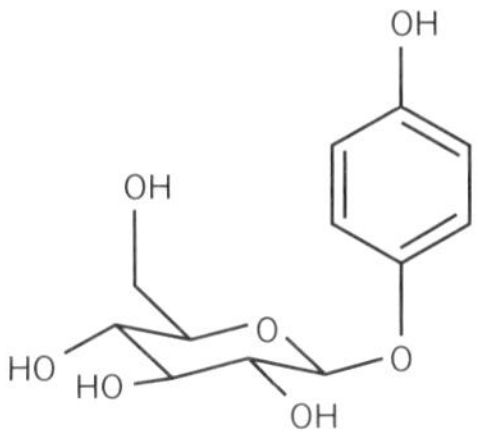

アルブチンはコケモモ（ツツジ科）などの葉に含まれるハイドロキノン配糖体である。ハイドロキノンの誘導体であるが、ハイドロキノンのようなメラノサイトに対する選択的な毒性発現作用は認められず、チロシナーゼ活性を競合的に阻害することによりメラニンの生成を抑制する[7)]。

ヒト評価試験として、３％アルブチン配合製剤が肝斑に有効[8)]との報告がある。

(5)　エラグ酸（ライオンが１９９６年に承認取得）

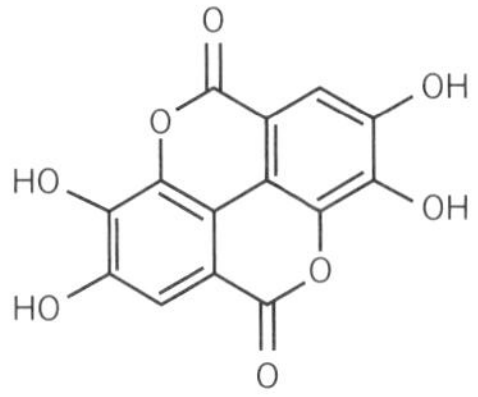

エラグ酸はタラ（マメ科）に含まれるタンニンの一種で、イチゴやリンゴなどにも広く存在するポリフェノール構造を有する化合物である。チロシナーゼの中心にある銅イオンをキレートすることによりチロシナーゼ活性を阻害し、メラニンの生成を抑制する[9)]。

ヒト評価試験として、0.5％エラグ酸配合クリーム製剤が紫外線誘導色素沈着に有効[10)]との報告がある。

(6) 4-n-ブチルレゾルシノール(ルシノール)(ポーラが1998年に承認取得)

ルシノールはレゾルシンの誘導体の中から、チロシナーゼ活性を強力に競合阻害する物質として選定された。また、メラニン生成はチロシナーゼ以外にTRP-1とTRP-2という酵素によって制御されているが、ルシノールはTRP-1の活性を阻害してメラニンの生成を抑制する作用を併せ持つ[15]。

ヒト評価試験として、0.3%ルシノール配合美容液製剤が肝斑に有効[16]との報告がある。

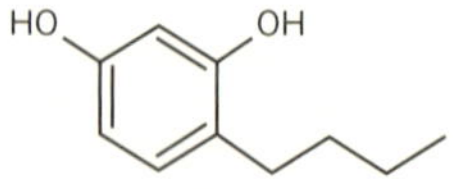

(7) カミツレエキス(カモミラET)(花王が1998年に承認取得)

カミツレエキスはカミツレ(キク科)の花から抽出されたエキスで、古くより消炎剤として用いられている。植物エキスでは医薬部外品の美白主剤として認められた初めての成分である。紫外線に暴露したケラチノサイト(表皮角化細胞)はエンドセリン-1(炎症性サイトカインの一つ)を分泌してメラノサイトを活性化するが[11]、カミツレエキスはエンドセリン-1によるメラノサイトへの活性化情報伝達を阻止し、その結果としてメラノサイトのメラニン生成を抑制する[12]。これまでの美白主剤がチロシナーゼ活性を直接的に阻害することを目的に開発されてきたのに対し、メラノサイトの周囲のケラチノサイトにも焦点を当てた独創的な美白主剤である。

ヒト評価試験として、0.5％カミツレエキス配合クリーム製剤が紫外線誘導色素沈着に有効[13)14)]との報告がある。

(8) リノール酸（サンスターが2001年に承認取得）

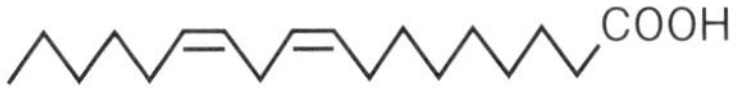

リノール酸は植物油脂を加水分解して得られる不飽和脂肪酸の一種で、紅花油などに多く含まれる。チロシナーゼはメラノサイト内で恒常的に分解されているが[17)]、リノール酸はチロシナーゼの分解を促進してチロシナーゼ量を減少させ、メラニンの生成を抑制する[18)]。
ヒト評価試験として、0.1％リノール酸配合リポソームジェル製剤が肝斑に有効[19)]、および紫外線誘導色素沈着に有効[20)]などの報告がある。

（9）トラネキサム酸（t-AMCHA：trans-aminomethylcyclohexanecarboxylic acid）（資生堂が2002年に承認取得）

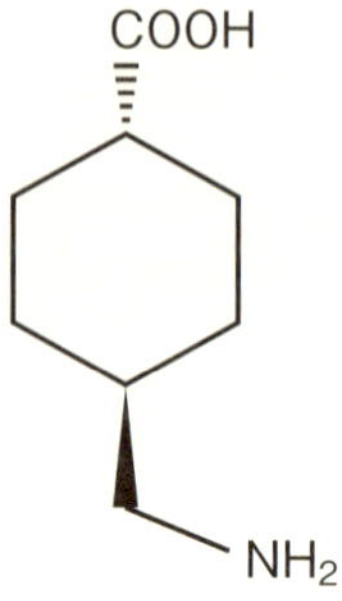

トラネキサム酸は止血剤として古くより用いられてきた医薬品であり、肝斑などに対する有効な内服薬としても知られている。血漿中に存在するプロテアーゼの一種であるプラスミンは、メラノサイトの活性化を誘導するプロスタノイドの前駆体であるアラキドン酸の細胞内遊離を促進するが、トラネキサム酸はこの作用を抑制することが知られている[21]。そして、このトラネキサム酸の抗プラスミン活性が、外用による肝斑の改善に有効である作用機序の一端を担っていると考えられている[22]。

ヒト評価試験として、トラネキサム酸とアスコルビン酸の配合製剤が肝斑に有効[23]との報告がある。

⑽　4－Methoxy Potassium Salicylate（4MSK）（資生堂が2003年に承認取得）

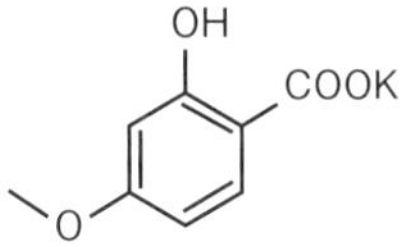

4MSKは、アルブチンやルシノールと同様に、チロシナーゼ活性を競合的に阻害することによりメラニンの生成を抑制する。

⑾　アデノシン一リン酸二ナトリウム（AMP）（大塚製薬が2004年に承認取得）

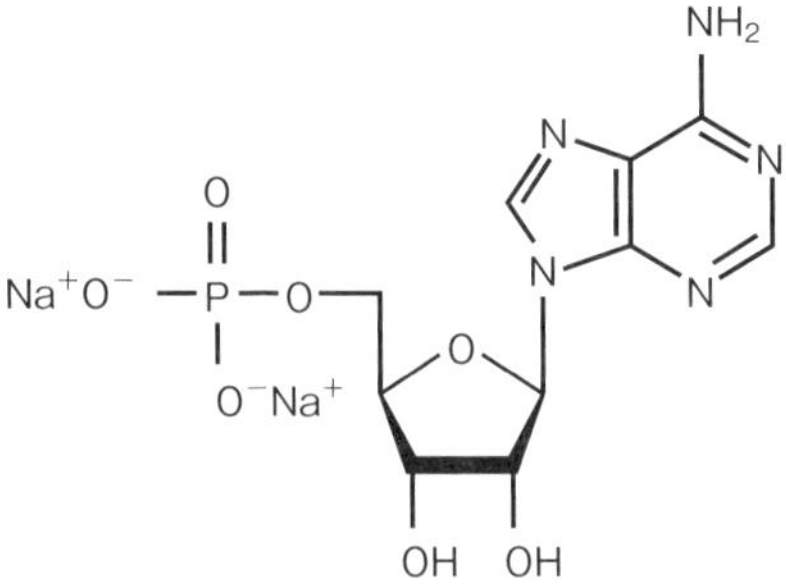

AMP（アデノシン一リン酸）には細胞内のエネルギー源であるATP（アデノシン三リン酸）を生合成する際のグルコースの細胞内取込み量を増加させる作用がある。この作用により、AMPは細胞内のエネルギー代謝を高めて表皮のターンオーバーを促進し、メラニンが速やかに体外へ排泄される。これによって、〝メラニンの蓄積を抑え、しみ・そばかすを防ぐ〟という新規効能表示の認可を取得した。

ヒト評価試験として、3％アデノシン一リン酸二ナトリウム配合製剤が肝斑に有効との報告がある。

⑿　5,5'-ジプロピルビフェニル-2,2'-ジオール（マグノリグナン）（カネボウが2005年に承認取得）

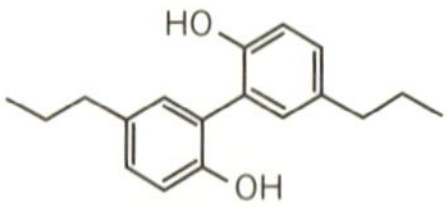

マグノリグナンはフェノール性二量体の基本骨格を持つ成分で、ホオノキ（モクレン科）などの植物に含まれるマグノロールやホオノキオールと類似の構造を持つポリフェノールの一種である。チロシナーゼは小胞体およびゴルジ体で糖鎖の修飾を受けて成熟するが、マグノリグナンはチロシナーゼの成熟を阻害してメラニンの生成を抑制する[24]。

ヒト評価試験として、0.5％マグノリグナン配合製剤が紫外線誘導色素沈着に有効[25]、および肝斑に有効[26]などの報告がある。

⒀　ニコチン酸アミド（ナイアシンアミド）（P&Gが2007年に承認取得）

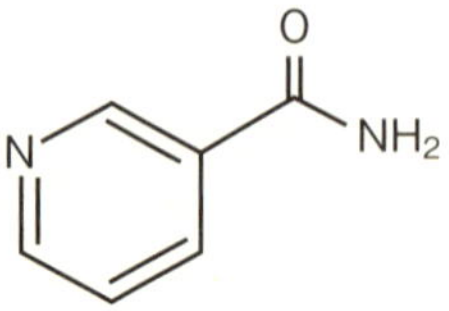

ニコチン酸アミドはビタミンB3の誘導体であり、ニキビに対して抗炎症作用がある[27]。ニコチン酸アミドにチロシナーゼ活性やメラニン生成を抑制する作用は認められないが、メラノサイトからケラチノサイトへのメラノソームの移送を抑制することにより、肝斑や老人性色素斑を抑制する作用を持つ[28][29]。

⒁　４-（４-Hydroxyphenyl）-２-butanol（ロドデンドロール）（カネボウが２００８年に承認取得）

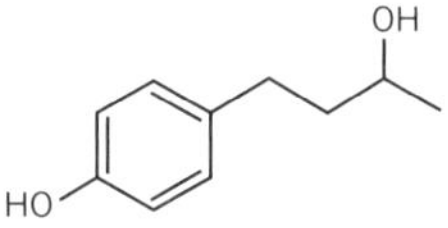

ロドデンドロール（ロドデノール）は白樺やNikko Mapleに含まれるフェノール化合物であり、そのメラニン生成抑制作用メカニズムは、チロシナーゼ活性の競合阻害である[30]。２０１３年に白斑の発症例が報告され、ロドデノールを配合した薬用美白化粧品が自主回収された。使用者約90万人のうち、約２万人（約２％）に白斑が発症した。白斑発症メカニズムの一因として、チロシナーゼによるロドデンドロールの代謝物であるロドデンドロール-サイクリックカテコールが細胞毒性を発現し、メラノサイトを死滅させることが示唆されている[31]。

⒂　トラネキサム酸セチルエステル（シャネルが２０１０年に承認取得）

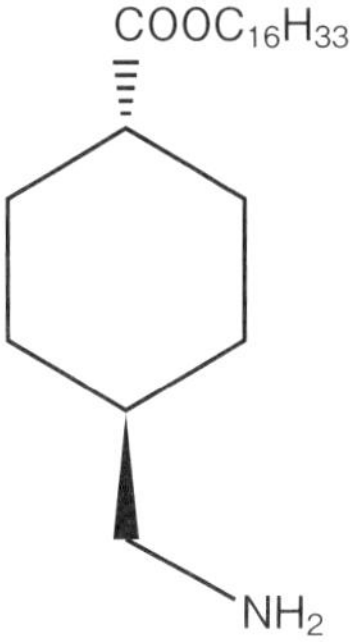

トラネキサム酸セチルエステルは、カミツレエキスやトラネキサム酸と同様、紫外線により誘導される炎症を抑制し、メラノサイトを鎮静化することでメラニンの生成を抑制する。

3　おわりに

薬用美白化粧品に配合されるしみ予防の有効成分は、医薬部外品の主剤である。医薬部外品は医薬品と異なり皮膚病をはじめとする疾患は用途の対象外であり、消費者によって自由に選択、使用されるものである。したがって、医薬部外品といえども化粧品と同様に絶対的な安全性と緩和な作用が要求される。実際、しみ予防の医薬部外品主剤を厚生労働省へ申請した際には、メラニン生成抑制作用が可逆的であること、皮膚に長期間塗布を繰り返してもも遺伝的に制御された色調が脱失することがないことを示す実験データが要求される。それにもかかわらず、医薬部外品の主剤として承認されたロドデンドロールで多数の白斑が発症してしまったことから、これまでの承認審査方法の妥当性の検証や見直しが必要となる。化粧品会社による動物実験離れが進む昨今ではあるが、白斑モデルマウス[32)]をはじめとする動物実験による白斑発症の原因究明と再発防止策の構築が期待される。

一方、しみ予防の有効成分を評価する実験方法は、従来マウス由来メラノサイトのがん細胞が用いられてきたが、近年ではヒト由来の正常メラノサイトが用いられるようになってきた。また、メラノサイトの単培養系だけでなく、メラノサイトとケラチノサイトの共培養系や三次元培養皮膚が用いられるなど、実際の皮膚により近い状態で評価されるようになってきている。このように薬用美白化粧品の研究開発に関する実験手法は変化しており、しみ予防のメカニズムに関しても、メラノサイト内でのメラニン色素の生成抑制や表皮からの排泄促進の他、メラノサイトからのメラノソームの放出[33]、ケラチノサイトに取り込まれたメラノソームの分解[34]、さらにはミトコンドリアを絡めた新規コンセプト[35]が登場している。

これらの新しい情報をもとに基礎研究と素材探索を繰り返し、さらに進化した考え方を発信し続けていくことが、特にアジア圏で競争が激しい薬用美白化粧品研究開発の分野で生き残るために必要であろう。

参考文献

1）M. Ichihashi *et al.*, *Exp. Dermatol.* 23（Suppl 1）, 43（2014）
2）H. Ando *et al.*, *Int. J. Mol. Sci.* 11, 2566（2010）–Addendum 11, 2699（2010）
3）K. Kameyama *et al.*, *J. Am. Acad. Dermatol.* 34, 29（1996）
4）宮井恵里子 *et al.*, 西日皮膚 58, 439（1996）
5）Y. Mishima *et al.*, *Pigment Cell Res.*, 1, 367（1988）
6）三嶋豊 *et al.*, 皮膚 36, 134（1994）
7）K. Maeda *et al.*, *J. Pharm. Exp. Ther.* 276, 765（1996）
8）須貝哲郎, 皮膚 34, 522（1992）

9) H. Shimogaki *et al., Int. J. Cosmet. Sci.* 22, 291（2000）
10) 上出良一 *et al., 西日皮膚* 57, 136（1995）
11) G. Imokawa *et al., J. Biol. Chem.* 267, 24675（1992）
12) G. Imokawa *et al., Pigment Cell Res.* 10, 218（1997）
13) 市橋正光 *et al.,* 皮膚 41, 475（1999）
14) 川島眞 *et al.,* 西日皮膚 61, 682（1999）
15) 片桐崇行 *et al., 日本化粧品技術者会誌* 35, 42（2001）
16) ルシノール研究会，*西日皮膚* 61, 813（1999）
17) R. Halaban *et al., Proc. Natl. Acad. Sci. USA* 94, 6210（1997）
18) H. Ando *et al., J. Biol. Chem.* 279, 15427（2004）
19) リノール酸配合外用剤臨床研究班，*西日皮膚* 60, 537（1998）
20) Y. Shigeta *et al., Biol. Pharm. Bull.* 27, 591（2004）
21) W. C. Chang *et al., Am. J. Physiol.* 264, C271（1993）
22) 前田憲寿，*Monthly Book Derma* 98, 35（2005）
23) 原田昭太郎，*医学と薬学* 31, 654（1994）
24) K. Nakamura *et al., Pigment Cell Res.* 16, 494（2003）
25) 武田克之 *et al.,* 西日皮膚 68, 288（2006）
26) 武田克之 *et al., 西日皮膚* 68, 293（2006）
27) A. R. Shalita *et al., Int. J. Dermatol.* 34, 434（1995）
28) T. Hakozaki *et al., Br. J. Dermatol.* 147, 20（2002）
29) A. Greatens *et al., Exp. Dermatol.* 14, 498（2005）
30) M. Sasaki *et al., Pigment Cell Res.* 27, 754（2014）

31) S. Ito *et al.*, *Pigment Cell Melanoma Res.*, 27, 744 (2014)
32) Y. Abe *et al.*, *J. Dermatol. Sci.*, 81, 35 (2016)
33) H. Ando *et al.*, *J. Invest. Dermatol.* 132, 1222 (2012)
34) D. Murase *et al.*, *J. Invest. Dermatol.* 133, 2416 (2013)
35) E.S. Kim *et al.*, *Pigment Cell Melanoma Res.* 27, 1051 (2014)

～コラム：紫外線としみの裏話～

紫外線が肌に悪いことを知っている人は多いが、どうして悪いのか説明できる人は意外と少ない。肌に悪い理由は、紫外線が皮膚を構成する細胞のDNAに傷をつけるからである。DNAに傷がつけば、がん化の危険性が高まる。実際、紫外線から皮膚を守るメラニン色素の少ない白人種には皮膚がんが多い。

実は、我々が普段浴びている紫外線は、二種類に分けられている。DNAにエネルギーが吸収されるUVBと、吸収されないUVAである。UVBはDNAに異常な結合を形成して〝傷〟を作り、UVAは活性酸素を発生して間接的にDNAに傷をつける。幸い、我々の皮膚には傷ついたDNAを修復する能力が備えられている。紫外線には骨粗しょう症を予防する効果もあることから、むやみに紫外線を恐れることはない。しかしながら、DNA損傷の修復能が弱い色素性乾皮症（XP）の人々にとって、日光浴は皮膚がん発症の危険性を高める行為となる。XPの人々は幼少の頃より露光部皮膚にしみが多発することから、皮膚細胞のDNAの傷がしみを誘発することが分かる。

さて、紫外線によるDNA損傷の修復が正常に起こる場合も、DNAの傷が100％元通りに修復されるわけではない。DNA損傷の修復は酵素反応であり、修復が完了するまでに数時間から24時間ほどかかる。したがって、修復の途中に細胞分裂に伴うDNA合成が起こってしまうと

ＤＮＡの変異、すなわちＤＮＡの傷が残ってしまう。この小さな傷が何十年も蓄積することで、しみが生じる。ＤＮＡの傷がしみの原因となることから、ＤＮＡの修復を促進する作用を謳った化粧品も存在するが、ＤＮＡの損傷修復を促進することは難しく、今のところその効果は学術的に支持されているとは言い難い。

そこで美白化粧品の登場となる。しみ部位には過剰なメラニン色素が沈着しているため、メラニン色素の生成を抑制する成分や、沈着したメラニン色素を速やかに皮膚外部へ排泄する表皮ターンオーバー促進剤などが配合されている。最近では、メラニン色素が形成される小胞であるメラノソームを分解したり、真皮線維芽細胞からのメラニン生成抑制因子の放出を促したりするコンセプトも登場している。近い将来、万人がその効果を認めるＤＮＡ損傷修復促進剤が配合された美白化粧品も開発されるかもしれない。

近年の技術の発展は目覚ましく、今まで美白化粧品では手に負えなかった、例えば母斑のようなしみもレーザー治療で完治する時代となった。しかし、しみができるのを予防するに越したことはない。しみの予防には、何といっても皮膚細胞のＤＮＡに傷をつけない日頃の紫外線防御が欠かせない。我々は生涯の紫外線量の半分以上を成人になる前に浴びているという調査もあることから、細胞分裂が盛んな子供の頃からの紫外線対策が実はとても大切なのである。

第 6 章

毛髪の生理（Hair physiology）
—育毛研究・育毛剤開発を中心に—

岸本治郎、中沢陽介

1　はじめに

毛髪の伸長を担うのは、皮膚真皮に埋没する皮膚付属器官の毛包である。毛包は自己再生を一生涯繰り返すユニークなミニ器官であるため、発生学者、皮膚科学者、生化学、分子生物学者、遺伝学者らが好んで対象として選び、その機能と構造に関しても膨大な論文が発表されている。そのすべてを網羅することは他書に譲り、本章では、香粧品の領域において必要十分な毛包の基礎知識を概説したい。適用範囲は重篤な疾患を除く毛髪の薄毛化・脱毛症とし、香粧品の領域を中心とした、その対処方法の実情と課題を示し、さらには美容医療領域を含めた最新の技術のアップデートと将来像を含めたまとめを試みたい。

2　毛髪生物学の基礎概念、抜け毛・脱毛症の原因と治療、対処法

2-1　毛包組織の構造と機能

現在までに、多くの書籍で毛包組織の構造と機能について概説されている。基本的な構造、

機能、毛周期の仕組みの解明、などは1990-2000年代までにほぼ出揃っていると言える。しかしながら、基礎生化学的な研究により、毛包形成、毛周期のダイナミズムに関わる因子の探索とメカニズム解明については、さらに精査な結果が得られている。

毛包は、皮膚角層から露出している毛幹（毛髪部分）と、皮膚の真皮層に埋没している〝毛包〟組織に大別される。毛幹はケラチンファイバーに富む角化した細胞で、視覚として認知される〝毛髪〟の本体である。しかし、実際に〝毛髪〟を伸長させるもとになるのは毛包であり、毛根鞘細胞、毛母細胞、毛乳頭細胞などの増殖、分化を担う細胞種で形成される。毛包組織はまた、外胚葉由来の上皮組織である毛母細胞、内毛根鞘、外毛根鞘細胞と、毛乳頭や毛根鞘細胞など、中胚葉由来のいわゆる間葉系細胞の2種の細胞に分類される（図6-1）。

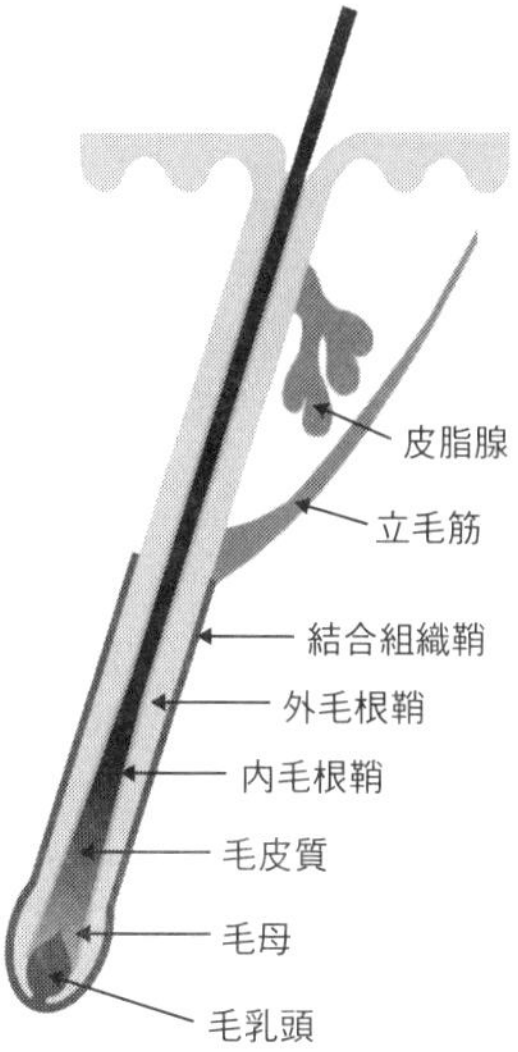

図6-1　毛包組織の構造

最終的に毛髪としての機能を担うのは毛幹となった角化した上皮組織であるので、毛包上皮の重要性は言うまでもないが、実は、その毛包上皮の角化の度合いを決定するなど、分化と増殖のバランスを指示する司令塔の役割を担っているのは、低部に位置する毛乳頭細胞である。

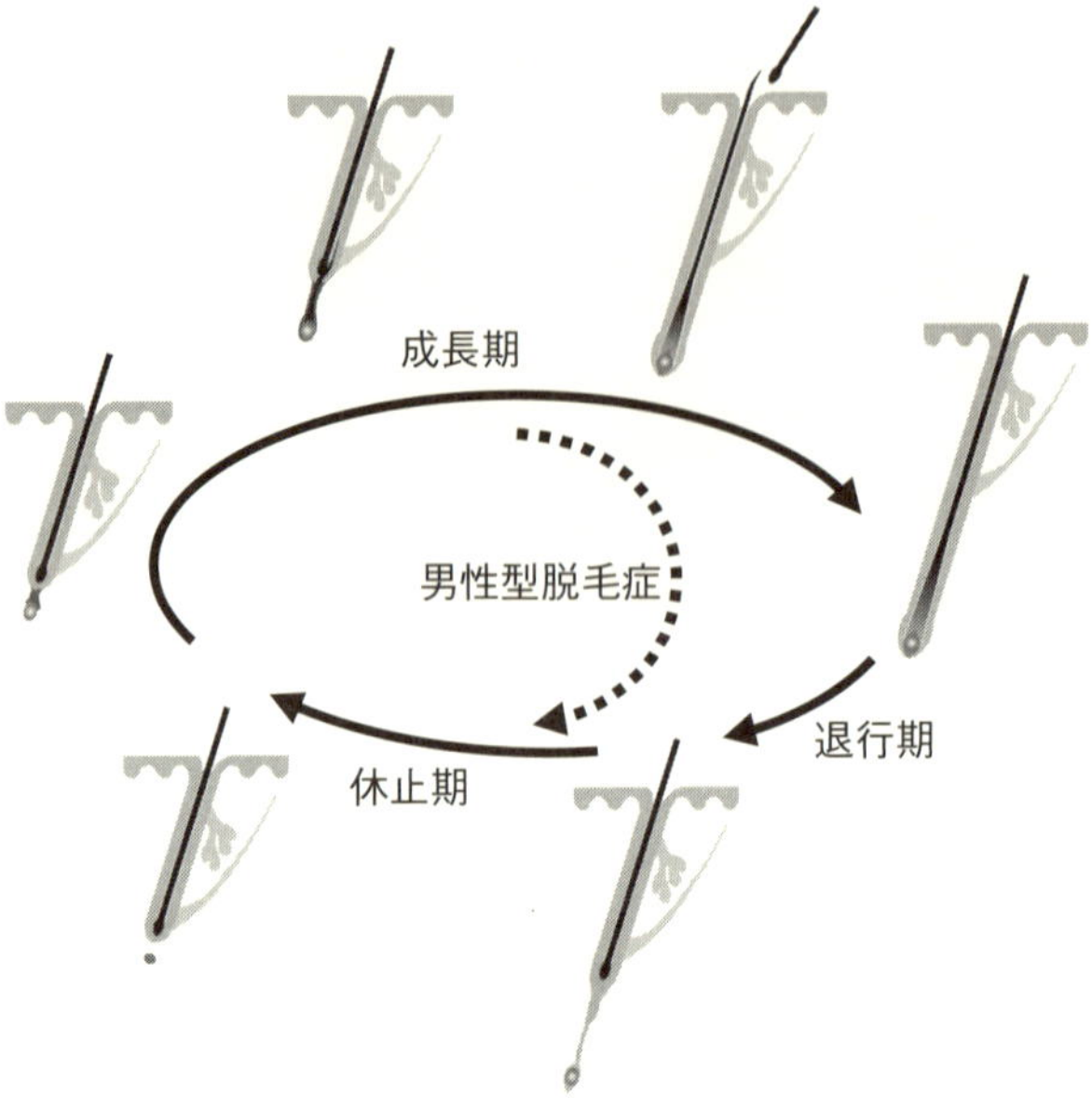

図 6-2　ヒトの毛周期

また、毛包は、間葉系（毛乳頭）と毛包上皮組織の間での相互的なシグナル因子のやりとり、いわゆる上皮-間葉系相互作用により、ヒト胎児の発生期より既に形成されること、また発生を経て、成人後もほぼ一生涯、毛周期を有して、増殖と退縮、休止を繰り返すことが知られている。なお、上皮-間葉系相互作用は臨床的に重要な腎臓、肺などの他の器官形成にも共通する仕組みである。

毛周期は成長期、退行期、休止期、の生理的、形態学的に明確に区別される三つのステージを経て（図6-2）、未解明であるが何らかのシグナルのスイッチにより、再び成長期へと移行し、毛母細胞の増殖分化を促進し、結果、毛髪の伸長を促す。ヒトの頭皮は全体で約10万本、密度は１cm^2辺り、人種差もあるが、通常１００-２００本／cm^2と考えられている。ヒトの毛周期は３-７年と長く、成長期が90％を占めるため、正常な成人の場合、頭皮が透けるような薄毛は認められない。最近の遺伝子発現プロファイリングの研究により、各毛周期に特有の遺伝子発現パターンがあることが明らかになってきている[1)2)]。また、古典的な三つの周期に加え、休止期のうち、毛幹が抜け落ちる脱毛期（Exogen）の存在を提唱する動きもある[3)]。

　季節変動については、動物では季節に合わせて生え変わる（換毛）ことで体温調節を行なっていることが良く知られている。ヒトではそこまで顕著な変化ではないが、夏から秋にかけて抜け毛が増える傾向があり、これについては、動物であった名残であるという説や、夏の間、紫外線を多く浴びたり、頭皮の過度な発汗で蒸れたことによるのではないかと考えられている。

2-2　毛包のターゲット細胞・組織

2-2-1　毛母細胞と2次毛芽

毛髪となる毛幹を供給する元となり、盛んに増殖する毛包底部の毛球部の上皮細胞が毛母細胞と呼ばれる。初期発生後、最初の毛周期の後に増殖を開始する細胞のため、2次毛芽と呼ばれることもある。毛母細胞は増殖・分化し、数層から成り、毛包のほぼすべてを構成する外毛根鞘、内毛根鞘などの毛包上皮細胞に分化する。その意味で、毛の〝母なる〟細胞であり、増殖・分化のスイッチを担うと考えられており、多くの外用剤、化粧品育毛剤が毛母細胞をターゲットとしている。

2-2-2　毛包幹細胞

現在は脳、神経細胞も含め、体中の多くの臓器、組織で（体性）幹細胞の存在が確認されているが、実は、毛包組織は、体内の臓器の中で最も初期に幹細胞の存在が確認された組織である。1990年に歴史的な論文がコトサレリスらによって発表され、毛包上皮の幹細胞が、毛包の上部1/3の立毛筋が接着しているバルジと呼ばれる領域に存在することが明

vivo, in vitroで明確に示された[4]。毛包幹細胞のバイオマーカーとしても、Ｋ15[5]、ＬＲＧ５[6]をはじめ、複数のバイオマーカーが見出され、幹細胞の単離も試みられている。幹細胞は増殖・分化せずに静止状態であるがゆえに幹細胞である、という定義もあり、外用の薬剤塗布などにより、幹細胞を刺激し、活性化することが、必ずしも毛髪の伸長にポジティブに働くとは限らない。このことが、香粧品の領域での幹細胞の活用を慎重かつ複雑にしている。

2－2－3　毛乳頭細胞

毛乳頭細胞は、毛球部の底部に位置し、ほとんどが上皮系細胞で構成されている毛包組織のうち、数少ない間葉系由来の細胞である。毛乳頭に関しては、発生学的に、胎児皮膚真皮の間葉系細胞が凝集し、コンパクト化した状態にあり、通常の真皮線維芽細胞とは異なる、高度に分化した線維芽細胞と考えられている。前述した、〝上皮-間葉系相互作用〟によって毛母に働きかけ、毛幹を伸長させる因子をやりとりする、〝司令塔〟として機能している最重要な細胞種である。香粧品的アプローチにおいても、毛乳頭細胞をターゲットとし、刺激し、成長因子の放出を促し、増殖を促進することが有効とされ、多くの育毛剤が毛乳頭への作用を訴求している。

これまでにも毛乳頭細胞の数が毛包の大きさを規定している、つまりは毛髪の太さに寄与していることを示唆する報告があったが[7]、最近になって、モーガンらによる研究で細胞数がより直接的に毛乳頭サイズに寄与していることが示されている[8]。つまり、毛乳頭の細胞数を増加させることが毛包サイズの増大を促し、ひいては毛髪の伸長および成長に効果的であることが明らかになってきた。ただし、毛乳頭細胞は増殖が遅いことで知られており、in vivo の環境では分裂は盛んに行なわれていないようである。

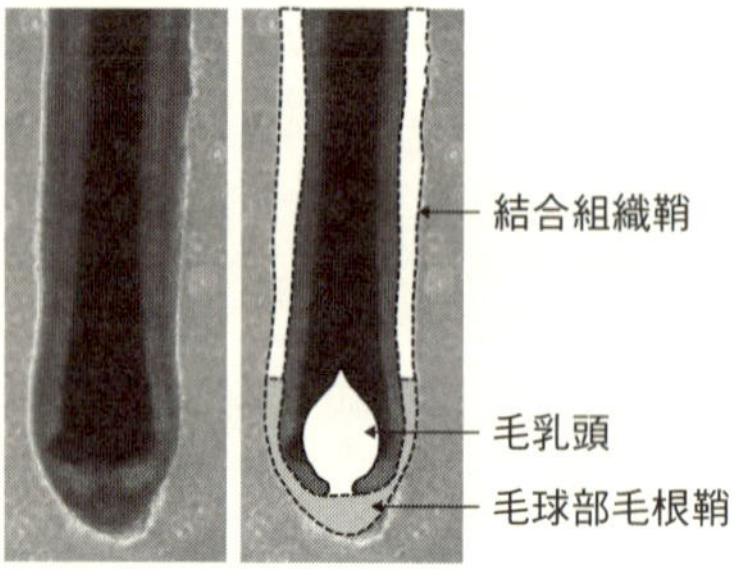

図 6-3　毛乳頭と毛球部毛根鞘

増殖が緩やかな細胞であるため、前述のように、様々な育毛剤が毛乳頭細胞の増殖促進をターゲットに開発されている。

2-2-4　毛根鞘細胞

ごく最近になって、それまで毛乳頭のみにクローズアップされていた間葉系の毛包細胞に、その前駆細胞として位置づけられていた毛根鞘細胞が、より重要な役割を担うことが判ってきた[9]。特に毛球部周辺の底部に位置する毛根鞘細胞（毛球部毛根鞘細胞）に毛包の誘導能力が高いことが示唆されている（図6-3）。例えば、ヤホダらは毛乳頭細胞、毛球部毛根鞘細胞をそれぞれ単離し、上腕部に移植する実験を行なった結果、毛球部毛根鞘細胞を移植した場合のみ発毛が認められたと報告している[10]。

また、最近の論文では、遺伝子改変マウスを用いた系統解析実験の結果により、実際に毛球部毛根鞘細胞が毛乳頭の前駆細胞であることが示されている[11]。毛球部毛根鞘細胞が毛乳頭細胞の前駆細胞と考えられることから、毛球部毛根鞘細胞の活性化がより有効な毛髪伸長につながる手段として注目されている。

2-2-5　毛包組織周辺の皮膚毛細血管と血管内皮

毛包に張り巡らされた毛細血管が毛包の成長に必要な栄養源を供給する、というコンセプトから、育毛に血管系が非常に重要であることは以前から指摘されていたが、適切な血管内皮細胞マーカーが見つかるまで皮膚・毛包の血管に関する研究は進んでこなかった。2000年以降、血管生物学の分野で次々と血管系に特異的な因子が明らかになってきたことで、毛包周囲での血管の存在や機能に関するデータが報告、蓄積されている。矢野らによれば、血管内皮増殖因子（VEGF-1）とその阻害因子（TSP-1）が相補的に関与し、毛包の血管新生を調節しているという[12][13]。血管の拡張作用に着目した育毛剤として、医薬品の

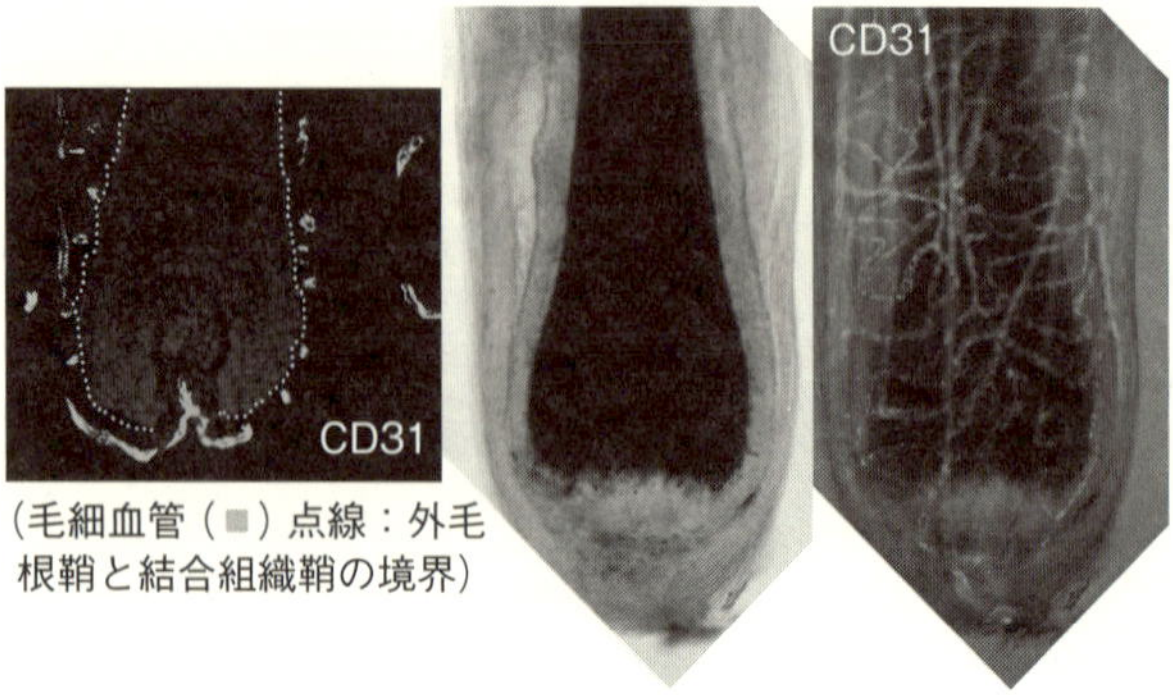

（毛細血管（■）点線：外毛根鞘と結合組織鞘の境界）

図 6-4　毛包周囲の毛細血管網
血管内皮マーカーの CD31 で毛包周囲の毛細血管網をビジュアル化した（吉田ら、未発表）

ミノキシジルや塩化カルプロニウムがあり、血管は今日の主要な育毛剤のターゲットとなっていると言っても過言でない。ただし、これら血管網を通じて、最終的には毛乳頭、毛母細胞に働きかけることで毛髪を伸長させることを忘れてはならない。近年、毛細血管網が従来考えられていた以上に豊富に、かつ整列して毛包周囲に張り巡らされていることが、イメージング解析技術の進展とともに明らかになっている（図6-4）。

2-3　育毛に影響する栄養因子・成長因子

これまでに数多くのタンパク性の栄養因子、成長因子が発毛、毛周期の調節に関与していることが指摘されている。その多くは、毛包の発生期にも必須の役割を担う。香粧品のターゲットとして

表6-1　毛包の成長に影響を及ぼす調節因子

調節因子	由来
BMP2/BMP4/Noggin	上皮/間葉
EGF	上皮
Edar	上皮
FGF5/FGF18	上皮
FGF7	間葉
HGF	間葉
IGF-I	間葉
Shh	上皮
Wnt3a/Wnt7/Wnt10b	上皮
Wnt5	間葉

は、でき得る限り発生には影響を及ぼさず、毛周期にのみ作用するような薬剤が望ましいが、一般的にそのような出生後の毛周期のみに働きかけるような因子は稀である。それでもいくつかの因子は、出生後に特異的に作用しているように見える。それはマウスの遺伝子欠損解析から得られる情報であるが、全く正常な毛包の発生過程とそれに続く最初の成長期はいたって正常にもかかわらず、その後の毛周期から異常が見られ、結果的に脱毛を呈するものである。これらの中にはヘアレス因子[14]、ビタミンD受容体[15]などが知られている。ただし、これらの因子に特異的な作用を及ぼす育毛薬剤は、現在のところ開発されていない。

考えられる主な因子について、それぞれ、間葉系由来か上皮系由来かを表にまとめた[16]（表

6−1)。以下に、香粧品への応用が期待される主な成長・栄養因子について、その作用メカニズムと応用へのアプローチをまとめた。

2−3−1　線維芽細胞増殖因子（FGF）

線維芽細胞増殖因子（ＦＧＦ）は、細胞増殖や創傷治癒等の多様な機能に関わる成長因子のファミリーである。毛包組織では、ＦＧＦ−7（ケラチノサイト成長因子、ＫＧＦとも呼ばれる）が成長期毛包の毛乳頭細胞で産生され、ＦＧＦ受容体を介して毛母細胞の増殖を高め、毛成長を促進するメカニズムが報告されている[17]。アデノシンは、このメカニズムで毛成長を促進すると考えられている[18]。ＦＧＦ−5はヘアサイクルの成長期後半の毛包で増加し、ＦＧＦ−5遺伝子に変異を持つマウスは体毛が長くアンゴラと呼ばれている[19]。ＦＧＦ−5遺伝子ノックアウトマウスの体毛は退行期に入らず長毛化することなどから、退行期を引き起こす因子として知られている[20]。ワレモコウエキスはＦＧＦ−5活性抑制効果を持ち、成長期を延長することで脱毛を改善するとされる[21]。同様に、ＦＧＦ−18はヘアサイクルの休止期を維持する因子であることが、ノックアウトマウスでの実験により確認されている[22]。また、ＦＧＦ−5の働きを抑制して発毛を促すＦＧＦ−5ｓという因子の存在も知られている[23]。毛乳頭をはじめ、間葉系の細胞の増殖に働きかける因子なだけに、ＦＧＦを活性化させて成長期を延長させることが期待される。

2-3-2　上皮成長因子（EGF）

上皮成長因子（ＥＧＦ）は、ＥＧＦ受容体を介して細胞増殖の調整に関わる因子である。上皮系細胞のＥＧＦ受容体遺伝子をノックアウトしたマウスは、発生段階の毛包形成は正常だが、成長期のまま退行期に移行しない。したがって、ＥＧＦは休止期から成長期への移行を促進し、成長期を延長させる作用を有すると考えられている[24)]。

2-3-3　インスリン様成長因子（IGF）

インスリン様成長因子（ＩＧＦ）は、インスリンと構造が類似したポリペプチドであり、肝臓や局所で産生され、胎生期における毛包形成や成長期の維持に必須と考えられている。特にＩＧＦ-１は、成長期毛包の毛乳頭細胞で産生され、器官培養毛包の伸長を促す効果等から、毛成長促進因子として広く知られている[25)]。男性ホルモンにより伸長する髭などの毛包組織では、ＩＧＦ-１は毛乳頭細胞に存在する受容体を介して自己分泌的に作用し、毛母細胞の増殖促進や退行期の抑制に働くとされる[26)]。

2－3－4　ウィント（Wnt）

ウィント（Ｗｎｔ）はおそらく毛包の発生、成長、再生について、最も基盤的な役割を担う分子の一つと言って良いであろう。アミノ酸３５０-４００からなる分泌性糖タンパク質で様々な修飾を受け、細胞外に分泌され、細胞外マトリックスと作用し、近傍の細胞に特有の経路を経て作用を及ぼす。そのシグナル経路については詳細に明らかにされているが、最終的にＷｎｔの細胞内標的因子であるｂ-カテニンと呼ばれる因子が核内に移行し、ターゲット因子の転写制御に関わる。Ｗｎｔ因子そのものを香粧品的に皮膚や毛髪のみに特異的に作用させることは難しいかもしれないが、毛包へのＷｎｔの作用を修飾させることを目的とした、化合物やエキスの探索への応用等が考えられる。Ｗｎｔ因子はファミリーを形成し、毛包に影響を及ぼすサブタイプとして、これまでＷｎｔ３ａ、Ｗｎｔ７、Ｗｎｔ10ｂが知られている。Ｗｎｔ５は阻害的に働くようである。また、最近、Ｗｎｔ１にも促進性のＷｎｔファミリーと同様の生理作用があることが中国のグループから報告されている[27)]。

2－3－5　ソニック・ヘッジホッグ（Shh）

ソニック・ヘッジホッグ（Ｓｈｈ）は当時人気のあったゲームキャラクターから命名されたというユニークな由来を持つ因子であるが、Ｗｎｔと並んで、２０００年頃に毛周期との関連性で脚光を浴び、研究が進められた。佐藤らは、Ｓｈｈが休止期から成長期へのスイッチに関与すると報告している[28)]。Ｓｈｈは発生期には必須でないことも報告されており、２－３で述べた発生に影響を及ぼさず、育毛に作用する候補因子としても脚光を浴びたが、その関連化合物アゴニスト（Ｓｈｈの受容体に結合する類似化合物）は安全性の観点から育毛剤としての開発は中断されたようである。また、育毛作用とは異なるが、毛流、毛の向きを規定するメカニズムに関与している、という報告もある[28)29)]。

2－3－6　骨形成タンパク質（BMP）

骨形成タンパク質（ＢＭＰ）は、骨格形成に限らず、他の臓器でも発現、機能していることが知られている。毛髪においても重要な因子であることがボチョカレフらによって明らかにされ[30)]、その拮抗阻害因子であるノグイン（Noggin）と協調して、発毛の分化制御を担っていると考えられている。また香粧品領域の研究においても、ＢＭＰと関連物質のエフリンとの関連に着目し、血管形成との関連を指摘する報告もある[31)]。ＢＭＰシグナル伝達との関連で香粧品に応用可能な因子、エキスの開発は活発であり、エビデンスが示されるようであれば育毛の有望なターゲット因子として注目を浴びると考えられる。

2-3-7 毛髪形態因子(Edar)

毛髪形態因子(Edar)は最近発見、注目されている因子で、主として、毛の発生初期に表皮で特異的に発現しているタンパク質である。遺伝と脱毛との関連で、直接的な因果関係があるかもしれないという報告があり[32)33)]、注目されている。発生段階に関与する因子であることから、Edarの発現を調節する成分による発毛促進の開発は困難なことが推測される。これから研究が注目される因子である。

2-4 薄毛・脱毛症の種類とその原因

薄毛・脱毛症は、一義的には皮膚科で診療を受ける皮膚付属器疾患である。壮年性脱毛症、円形脱毛症、休止期脱毛症などがあるが、ここでは重篤ではなく、香粧品的な処置も行なわれ、また最も頻度の高い壮年性脱毛症について述べる。壮年性脱毛症は、遺伝的・生理的な素因を背景にして発症し、特定のパターンに従って徐々に脱毛が進行する。男性においては、男性ホルモンの影響で思春期以降に脱毛が始まることが多く、男性型脱毛症あるいは男性ホルモン型脱毛症(AGA)とも呼ばれる。ヒトの毛髪は、長期にわたる成長期、比較的短い退行期および休止期を経て、古い毛が新しい毛に生え替わる毛周期を繰り返している(図6-

2）。男性型脱毛症では、毛周期の成長期間が短くなり、毛包が成長しきらず矮小化したまま次の毛周期に入るため、細く短い軟毛化した毛髪の割合が高くなり、結果として頭頂部や前頭部の頭皮が露出された状態となる[34]。近年では、女性にも壮年性脱毛症に悩む患者が増加しており、女性のＡＧＡや女性型脱毛症という用語が用いられることもあるが、両者は実質的には同一の疾患と考えられている[35]。女性の壮年性脱毛症は、男性ホルモン非依存的に進行し、毛髪の本数の減少や細りにより、前頭部のヘアラインが維持されたまま全体的に薄くなる進行パターンを示すことが特徴とされる[36-38]。

3　育毛剤

3－1　はじめに

近年の機能性を謳った化粧品開発競争の結果、化粧品と医薬品の垣根は以前よりも低くなっていると言える。そのような中、育毛剤カテゴリーにおいては、他の美類と比べ、医薬品と化粧品の位置づけがより明確に区別されているように思われる。国によって違いはあるものの、特に欧米では、医薬品として当局に承認された育毛剤の登場以降、化粧品原料としての育毛原料の開発にはやや慎重になっているように思われる。もちろん、インターネット上の情報では効果が謳われている原料は数多く存在するが、科学的に公正に取得された臨床データに基づいた（エビデンスに基づく）育毛原料は一握りに限定される。本章では、エビデンスベースで有用な育毛原料について、香粧品科学の立場から整理してみた。

3-2　男性型脱毛症診療ガイドライン（2010年版）

育毛効果を示す薬剤として、（外用剤）のミノキシジルが1986年にカナダ、1988年に米国で、1999年に日本で、経口薬のフィナステリドが1997年に米国で、2005年に日本で承認されたことから、この二つの薬剤を含む医薬品として販売される育毛・発毛剤と、それ以外の化粧品として販売されていた育毛製品の社会的認知度には大幅な差異が生じた。そのため、今日では、これら2品以外に育毛剤として認知されている薬剤を、香粧品の領域で客観的に概説することは困難になってきていた。

このような状況の中で、薬剤の評価の基準を示した一つの重要な見解が、日本の皮膚科専門医から2010年に発表された男性型脱毛症診療ガイドライン（2010年版）である[39]。この中には、上記2品の医薬品以外に、準じて推奨される育毛剤として、日本の厚生労働省より医薬部外品の認可を得た数品目が明示されている。医薬部外品は日本独自の制度であるが、承認申請のためには、安全性と有効性、作用機序に関する臨床データの提出が事実上求められている。そのため、科学的に実証されたエビデンスベースの薬剤として一定の評価を与えることができると考えられる。ガイドラインでは、認可を医薬品で受けたか、医薬部外品で受けたか、を一律の判断基準とはせずに、文献に発表された十分な臨床試験データが報告されているかどうかを基準に分類している。ここでは、医薬品としての2品については概説にとどめ、医薬部外品として扱われている薬剤を中心に、査読のある論文に臨床データ、非臨床、メカニズムに関するデータが発表されているものを主に記述する。

3－3　医薬品育毛剤

3－3－1　ミノキシジル

経口の高血圧治療薬として使用されていたが、発毛効果を有することが発見され、外用育毛剤として開発された。ミノキシジルは、毛包組織でミノキシジル硫酸塩に変換され、スルホニルウレア受容体に作用してアデノシン三リン酸（ＡＴＰ）が細胞外に放出される。放出されたＡＴＰはＡＴＰ分解酵素によりアデノシンに分解され、毛乳頭細胞のアデノシン受容体に作用して血管内皮細胞増殖因子を産生させ、毛成長に働くメカニズムが解明されている[40]。壮年性脱毛症の男女を対象とする多数の臨床試験が国内外で行なわれており、1～5%製剤の有効性と安全性が確認されている。しかしながら、すべての患者に有効というわけではなく、また継続的な使用が必要である[41]。

3-3-2　フィナステリド

フィナステリドは、前立腺肥大症治療薬として開発された抗アンドロゲン薬剤である。5α-還元酵素の抑制により、男性ホルモンのテストステロンがより作用の強いジヒドロテストステロンに変換されるのを阻害する。5α-還元酵素には発現部位や至適pHが異なるI型とII型の存在が知られるが、フィナステリドは前立腺などで多く発現しているII型5α-還元酵素を選択的に阻害する。男性型脱毛の毛乳頭細胞でも、II型5α-還元酵素が発現していることなどから[42]、経口育毛剤として開発された。国内外の多くの臨床試験で有効性が示されているが、ミノキシジルと同様に継続的に使用する必要があり、内服を中断すると再び脱毛が進行してしまう可能性もある[43]。胎児への影響等の懸念もあり、適応は男性のみとなっている。医師の指示のもと処方薬として厳格に使用方法がコントロールされている必要がある。

３－３－３　デュタステリド

デュタステリドの作用機序はフィナステリドと同様であり、前立腺肥大症治療薬として使用されていた薬剤が育毛剤に転用されたものである。フィナステリドはⅡ型５α-還元酵素を阻害するのに対し、デュタステリドはⅠ型とⅡ型の両方をフィナステリドより強力に阻害する作用があり、より高い男性型脱毛改善効果が期待される。国際共同治験により、プラセボに対する優越性およびフィナステリドに対する非劣性が確認され[44]、２００９年に韓国で、２０１５年に日本で承認されている。男性型脱毛症診療ガイドライン（２０１０年版）[39]には収載されていないが、改訂された新たなガイドラインでは医薬品のミノキシジル、フィナステリドとともに収載された（ガイドライン２０１７年版）[67]。

３－４　医薬部外品

アデノシン、t-フラバノン、サイトプリン・ペンタデカンなどの医薬部外品有効成分と、医薬品の塩化カルプロニウムが、推奨度Ｃ１（行なうことを考慮しても良いが、十分な根拠がない）とされ、主に軽症の脱毛に対する選択肢を広げている（図６-５）。

3－4－1　塩化カルプロニウム

γ-アミノ酢酸の誘導体として合成された医薬品成分。局所血管拡張作用や休止期毛を成長期毛に移行させ発毛作用を有することが確認されている。壮年性脱毛症の男女を対象に行なわれた臨床試験では、塩化カルプロニウムと各種生薬を配合した育毛製剤により有効性が示されている[45]。

3－4－2　アデノシン

アデノシンは、リボヌクレオチドやＡＴＰの構成要素として知られ、多様な生理作用を有する。毛包組織でアデノシンは毛乳頭細胞のＡ２ｂ受容体に作用して環状アデノシン一リン酸（ｃＡＭＰ）を上昇させ、壮年性脱毛で機能低下しているＦＧＦ-７の転写活性を高める作用が報告されている[18]。ミノキシジルもスルホニルウレア受容体を介してアデノシンを産生させ、毛成長を促進する作用メカニズムが報告されていることから[40]、アデノシンはミノキシジルよりも直接的に毛乳頭細胞に作用する可能性が考えられる。毛乳頭細胞から産生されたＦＧＦ-７は、毛母細胞のＦＧＦ受容体を介して細胞増殖を促進し毛成長を促すと考えられる[40]。

日本人の壮年性脱毛男性１０２名に対する６ヵ月間の二重盲検試験では、アデノシン配合育毛剤連用群は対照群に比べて、医師の外観評価を基本とする全般改善度が有意に高く、軽度改善以上の改善率は、対照群32．0％に対し、アデノシン群は80．4％であった。フォトトリコグラムによる局所評価でも、アデノシン群は毛髪径60μm以上の太毛の割合が有意に増加していた[46]。

壮年性脱毛の女性30名に対する二重盲検試験では、12ヵ月間連用による外観的な改善効果がプラセボ群に比べて有意に高く、成長期毛の伸長率や毛髪径80μm以上の太毛率が増加していた[47]。

さらに、コーカソイドの壮年性脱毛男性40名を対象にした6ヵ月間連用試験では、毛髪径60μm以上の太毛率が有意に増加する結果が得られている[48]。これらの結果から、アデノシンは性別や人種にかかわらず、毛髪を太毛化させることにより、壮年性脱毛症を改善させる効果を有すると考えられる。

なお、アデノシンについては、上述の報告に示された有効性のエビデンスの蓄積に伴い、男性型脱毛症診療ガイドラインの改訂版では推奨度がB（行なうよう勧める）、となっている[67]。

3－4－3　t－フラバノン

毛包上皮系細胞と真皮線維芽細胞の共存培養系で、毛包上皮系細胞の増殖を促進する西洋オトギリ草の活性成分誘導体として合成された化合物である。t－フラバノンは、毛髪を退行期に移行させるトランスフォーミング増殖因子－β（ＴＧＦ－β）を抑制し、毛球部の毛母細胞を増殖させる作用により毛成長を促進するとされる。被験者14名でのt－フラバノンおよびプラセボの左右比較試験では、6ヵ月塗布により、特に新生毛の毛髪径が増大（太毛化）した。壮年性脱毛男性１９７名へのt－フラバノン配合製剤、プラセボ、市販育毛剤による6ヵ月間の塗布試験では、医師による総合改善度評価で軽度改善以上の改善率がプラセボよりも有意に高く、毛髪径40 μm以上の硬毛数が増加していた。総合改善度や硬毛数変化を含む有用度評価では、プラセボの有用率19．4％に対し、t－フラバノン配合製剤は75．0％であった[49)]。

3－4－4　サイトプリン

サイトプリンは、脱毛部の毛乳頭細胞で減少している骨形成タンパク質（ＢＭＰ）やエフリンと呼ばれる蛋白因子を増加させ、外毛根鞘細胞の増殖を高める等の作用により脱毛抑制効果が期待される。壮年性脱毛者での有効性試験では、プラセボに対して有意に高い改善が見られている[50)]。

3-4-5　ペンタデカン

ＡＴＰ増加など、毛包のエネルギー代謝改善に効果があるとされ、壮年性脱毛男性での有効性試験では、プラセボに対して有意に高い改善が見られている[51)]。

3-4-6　ケトコナゾール

合成抗真菌薬として白癬や脂漏性皮膚炎の治療に用いられるとともに、５α-還元酵素阻害効果も報告されている[52)]。壮年性脱毛症男性への外用やシャンプーの使用により有効性が示されており[53)]、ガイドラインでの推奨度はＣ１となっている。

3-4-7　セファランチン

タマサキツヅラフジという植物の根から抽出されるアルカロイド（有機化合物）の総称で、天然成分である。医薬品成分として、円形脱毛症・粃糠《ひこう》性脱毛症への効能・効果が示されているが、壮年性脱毛に対する有効性を検証した十分な報告がないことから、２０１０年の時点ではガイドラインでは推奨度Ｃ２（用いないほうが良い）と評価されている。

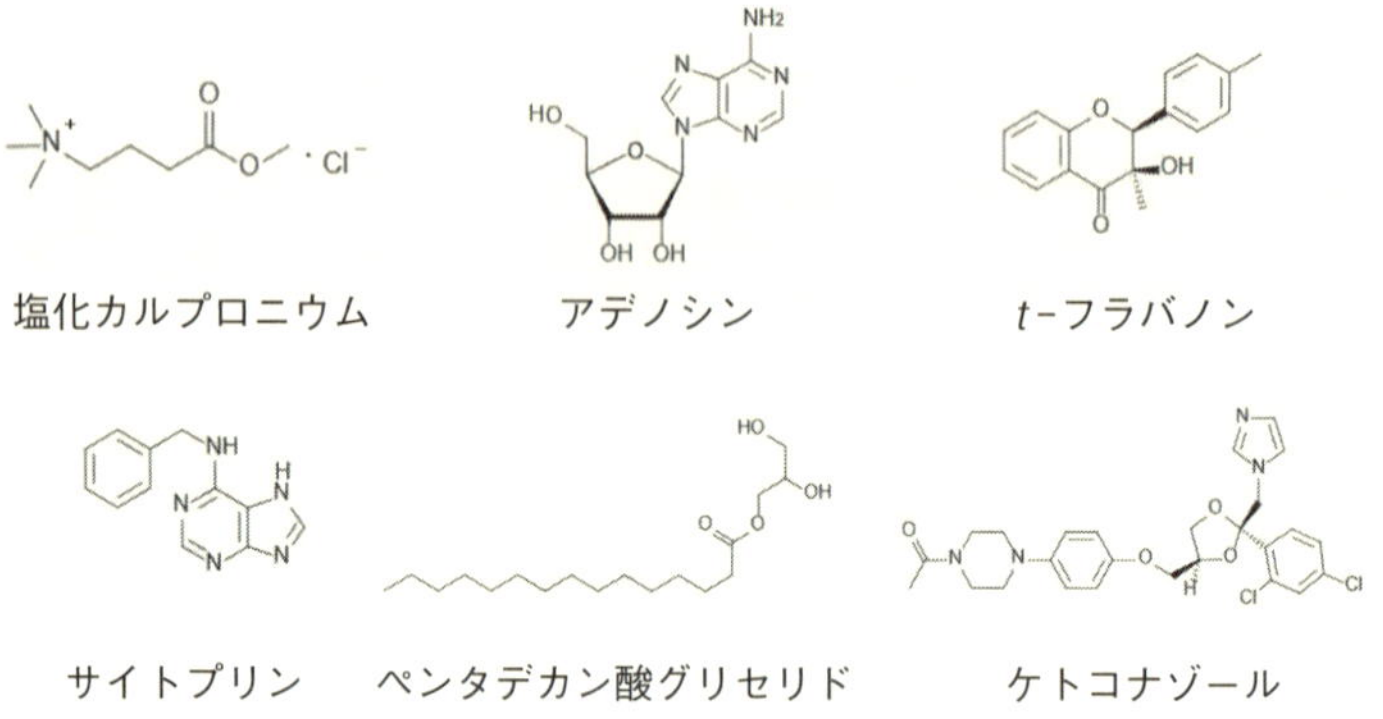

図 6-5　医薬部外品等育毛剤の化学構造

3－5　その他の化合物

まず、古くから主に日本国内で育毛効果のある医薬部外品有効成分として使用されている薬剤について述べる。β-グリチルレチン酸は、マメ科の甘草から抽出・加水分解によって得られ、抗炎症作用や5α-還元酵素阻害作用を有することから、育毛効果を有すると考えられている[54]。ニコチン酸アミド、ビタミンE誘導体およびパントテニルエチルエーテル等は、細胞賦活効果や血行促進効果による育毛効果が期待され、多くの育毛製品に配合されている[55]。

アミノ酸の一種である5-アミノレブリン酸は、ミトコンドリアのシトクロム増強作用により、動物やヒトでの発毛効果が報告され、育毛薬剤としての開発が検討されている。間充織細胞表面に存在する膜タンパク質で、臓器形成因子として知られるエピモルフィンは、成長期誘導作用による発毛効果が期待され育毛薬剤としての活用が見込まれたが、安全性上の問題等で断念されたようである[56]。

3－6　天然植物抽出エキス

中医学や漢方の伝承、最新のスクリーニング法により、多くの植物抽出エキスが育毛成分として見出され、細胞賦活などの目的で育毛商品に配合されている。ここでは代表的な植物エキスとその作用について紹介する。

高麗人参等を原料とするニンジンエキスは、古くから賦活効果を有する生薬として知られる。ソフォラの根から抽出されるソフォラエキスは、培養毛包上皮系細胞の増殖作用や器官培養毛包の伸長促進作用を有し、ヒトでの有効性も確認されており[57]、日本や韓国などで広く使用されている。スパイスとしても用いられるコリアンダーの果実から抽出されるコリアンダーエキスも、培養毛包上皮系細胞増殖促進効果を有することなどから、市販の育毛商品に配合されている[58]。桑の根皮から得られる桑白皮エキスは、毛髪の休止期を短縮し成長期を延ばす作用があり、ヒトでも有効性が認められている[59]。メキシコ原産の喬木クアチャララーテの樹皮から抽出されるクアチャララーテエキスは、5α-還元酵素阻害によりジヒドロテストテロンの産生を抑え[60)]、ジヒドロテストテロンが誘導する退行期誘導因子であるTGF-β2の働きを抑え、アポトーシスの原因となるカスパーゼを阻害する、といった3段階の作用で、毛包の退行期への移行を抑制する[61)]。加水分解酵母エキスは、毛乳頭細胞表面に存在する一次繊毛を伸長させることで、様々な細胞増殖シグナルを産生させ、毛成長を促進するメカニズムが提唱されている[62)]。

＊これより後に紹介する対処法は、いずれも医療機関の関与が必要な施術となっている。しかしながら、現在、医療として実施されている美容医療領域の中で、比較的安全で、かつ自由診療の範疇で実施されているものは、一般の消費者から香粧品の代替手段として認知され始めており、二つの領域の垣根は大幅に狭まっている。それゆえ、本章ではこれらの施術も紹介することとした。

4　レーザー、光治療、その他

レーザー治療は、美容クリニックで脱毛、抜毛施術に広く使われている。育毛、発毛に対して効果があると報告されているのは、特定波長のＬＥＤ、あるいは低エネルギーのレーザー照射療法（ＬＬＬＴ）である。乾らによって研究されている特定波長の赤色ＬＥＤによる毛母細胞活性化による発毛促進について、ヒトでの臨床研究結果は小笠原による報告があり[63]、これらのメカニズム研究や有効性研究も徐々に行なわれてきている。最新のガイドラインでは推奨度Ｂと位置づけられている[67]。

5　生体由来成分の頭皮注入

生体由来成分の頭皮への直接注入については、近年積極的に施術が行なわれつつある。自己の生体成分を使う自己多血小板血漿（ＰＲＰ）療法、他人由来のものを利用するＨＡＲＧ法、細胞培養上清注入施術がある。

ＰＲＰ療法では血液から自分自身の血小板を取り出し、再度頭皮に注入することで発毛を促す施術がクリニックで実施されている。報文によると一定の効果が報告されている。さらに効果を高めるため、白血球が含有されるなど、成分を調整したＷ-ＰＲＰという療法も実施されている。核は消失しているが、血小板は細胞として扱われるため、日本では再生医療の新たな法律の枠組みの中で規制の対象となっている。

一方、ＨＡＲＧ療法とは、一部のクリニックで実施されているヒトの脂肪幹細胞から抽出した栄養因子のカクテルを頭皮に注入する施術である。高い効果を説明する医療機関もあるが、客観的な臨床データが不足しているようである。また他人の組織由来の成分を利用するリスクも否定できない。

細胞上清液注入施術では、低酸素状態で培養した線維芽細胞の培養上清を頭皮に注入することで発毛を促す、という報告がある[64]。

6　植毛施術

男性型脱毛症の外科的治療には皮弁法、頭皮切除術、生毛植毛術などが開発されてきたが、現在は世界的に生毛植毛術の中でも自家植毛術が主流である。この方法は、脱毛が前頭部や頭頂部から進行し、側頭部、後頭部には起こりにくいという男性型脱毛症の特徴を利用し、後頭部から採取したドナー毛包（毛根を含む毛包全体）を脱毛部に移植するという術式である。外科的施術を伴うため、当然であるが医療機関での治療が前提となる。香粧品の観点とは対極をなす対処法ではあるが、米国、欧州では既に育毛剤ローションなどに比べはるかに大きな市場となり、施術法も毛包単位植毛法（ＦＵＴ法）など新たな術式が開発され、侵襲性の改善と有効性の安定化が試みられている。また、ロボットによる移殖用毛包の自動採取システムも実用化のレベルにある。

自家植毛術は確立された確実な実績のある外科的脱毛治療法であるが、この方式が広く普及した理由として、第一に他家移植ではなく自家移植であるために生着率が高いことが挙げられる。また、以前に実施されていた他の植毛術法に比べ、ヘアライン、ヘアスタイルのデザインが自由にできるという利点がある。

7　自家細胞を用いた細胞治療

再生医療の技術と法規制の整備が飛躍的に進歩している。このような環境下で、自身の細胞を用いた、安全性が高いと考えられる、頭皮局所への細胞注入に代表される再生医療の育毛への応用は、今後香粧品領域とのオーバーラップが深まってくると予想される。ヒトへの応用を考えた場合、自家か他家か、という選択の問題があるが、前項の植毛施術の思考錯誤の過程で、自家移植でないと激しい炎症や拒絶反応で移植した毛包が生着せず新毛も生えてこないことが知られている。この経験から、細胞移植による治療も、自家細胞を用いることを前提として臨床研究が計画されている。

7−1　自家細胞療法

これまでヒト由来細胞を用いた薄毛治療の臨床試験は欧米が先行しており、米英二つのベンチャー企業が第Ⅱ相臨床試験まで実施している。最初にヒト毛乳頭細胞を使った治験を実施した英国のインターサイテックス社は、安全性の初期試験の後、2008年に培養毛乳頭細胞を注入器でインジェクションするプロトコールで第Ⅱ相試験の実施をアナウンスしたが、結果は明らかにされていない。その後、2010-11年に米国のエー・アル・アイ社が、真皮から分離した間葉系細胞に、上皮系細胞を組み合わせたり、あるいは成長因子等を添加することで活性を高めた上で頭皮に移植する治験を実施したが、こちらも同様に第Ⅱ相試験の途中で中断となり、最終的な結果は公表されていない。

マックルイーらは、マウスの頬ヒゲ毛包から、毛乳頭細胞、毛球部毛根鞘（DSC）細胞および非毛球部の真皮毛根鞘（DS）細胞を単離し、培養後に免疫不全マウスの耳介に注入することで、それぞれの毛成長促進効果を検討している。その結果、DS細胞注入部位では変化が見られなかったが、毛乳頭細胞またはDSC細胞を注入した部位で、注入4週間後以降に、非移植部位よりも長い毛幹が観察されている。特にDSC細胞を注入した部位では、毛乳頭細胞に比べて発毛の分布や向き（角度）が自然に近く、蛍光標識細胞による検討で、注入したＤＳＣ細胞が毛乳頭に取り込まれている様子が観察されている[64]。さらにヒトにおいても、男性から採取したＤＳＣおよび毛乳頭組織を女性の前腕内側に移植した結果、ＤＳＣからは男性のＹ染色体を維持した毛が再生されたが、毛乳頭からは毛髪は再生されなかったことが報告されている[10]。

これらの知見から、ＤＳＣ細胞が毛乳頭細胞の前駆細胞として機能し、毛包誘導および毛成長に寄与する可能性が推測され、欧州で実施された培養ヒト自家ＤＳＣ細胞を用いた臨床試験の第Ⅰ相臨床試験においては、安全性とともに一定の有効性を示唆する結果が示されている[65]。

8　まとめと今後の展望

本章では、毛髪に関する、特に育毛へのアプローチについて、香粧品類を中心として、医薬品、美容医療領域を含み、将来の細胞療法、再生医療領域への広がりの可能性まで見てきた。毛髪が人の外観を大きく作用し、クオリティ・オブ・ライフ（ＱＯＬ）向上に重要な役割を担っていることは疑いがない。男女問わず、「こういう毛髪でありたい」という要望や現状への不満はあるが、とりわけ女性の場合には、社会的な認知の許容範囲が相対的に男性より狭いことから、その悩みや要望も深刻で深い。新しい改善アプローチがそのような要望に応えられることを期待したい。

また、育毛以外にも、白髪の防止や改善、くせ毛の抜本的な矯正について大きな潜在的ニーズがあることは、長年この領域に携わってくると痛切に感じる。白髪やくせ毛についても、基礎研究的には興味をひかれる報告が近年いくつか見受けられるようになってきた。主に原因となる候補遺伝子に関するものやマウスモデルでの基礎的な知見であるが、育毛のように具体的な解決策の提示まで至っているものは皆無である。将来的には、香粧品的な外用剤の連用と、細胞施術などクリニックで施術を受けるもの、そして遺伝子を改変するような技術開発、これらが融合されたソリューションが提供され、ユーザーがより広く自由な選択肢を持ち、活き活きとした髪とともに、一生涯にわたってアクティブに過ごせるような時代を期待したい。

参考文献

1）Lin, K. K., et al., *Identification of hair cycle-associated genes from time-course gene expression profile data by using replicate variance*. Proc Natl Acad Sci U S A, 2004. 101（45）: p.15955-60.

2）Ishimatsu-Tsuji, Y., O. Moro, and J. Kishimoto, *Expression profiling and cellular localization of genes associated with the hair cycle induced by wax depilation*. J Invest Dermatol, 2005. 125（3）: p.410-20.

3）Stenn, K., *Exogen is an active, separately controlled phase of the hair growth cycle*. J Am Acad Dermatol, 2005. 52（2）: p.374-5.

4）Cotsarelis, G., T. T. Sun, and R. M. Lavker, *Label-retaining cells reside in the bulge area of pilosebaceous unit : implications for follicular stem cells, hair cycle, and skin carcinogenesis*. Cell, 1990. 61（7）: p.1329-37.

5）Liu, Y., et al., *Keratin 15 promoter targets putative epithelial stem cells in the hair follicle bulge*. J Invest Dermatol, 2003. 121（5）: p.963-8.

6）Lin, K. K. and B. Andersen, *Have hair follicle stem cells shed their tranquil image?* Cell Stem Cell, 2008. 3（6）: p.581-2.

7）Elliott, K., T. J. Stephenson, and A. G. Messenger, *Differences in hair follicle dermal papilla volume are due to extracellular matrix volume and cell number : implications for the control of hair follicle size and androgen responses*. J Invest Dermatol, 1999. 113（6）: p.873-7.

8）Chi, W., E. Wu, and B. A. Morgan, *Dermal papilla cell number specifies hair size, shape and cycling and its reduction causes follicular decline*. Development. 2013. 140（8）: p.1676-83.

9）松崎貴，*真皮毛根鞘細胞の機能と毛包再生技術*，in *毛髪再生の最前線*，前田憲寿，Editor．2013，

シーエムシー出版：東京．p.93-100.
10) Reynolds, A. J., et al., *Trans-gender induction of hair follicles.* Nature, 1999. 402 (6757) : p.33-4.
11) Rahmani, W., et al., *Hair follicle dermal stem cells regenerate the dermal sheath, repopulate the dermal papilla, and modulate hair type.* Dev Cell. 2014. 31 (5) : p.543-58.
12) Yano, K., L. F. Brown, and M. Detmar, *Control of hair growth and follicle size by VEGF-mediated angiogenesis.* J Clin Invest, 2001. 107 (4) : p.409-17.
13) Yano, K., et al., *Thrombospondin-1 plays a critical role in the induction of hair follicle involution and vascular regression during the catagen phase.* J Invest Dermatol, 2003. 120 (1) : p.14-9.
14) Nonchev, S., et al.,[*The mouse hairless gene : its function in hair root and at the heart of a subtle pleiotropy*]. Med Sci (Paris), 2006. 22 (5) : p.525-30.
15) Hsieh, J. C., et al., *Physical and functional interaction between the vitamin D receptor and hairless corepressor, two proteins required for hair cycling.* J Biol Chem, 2003. 278 (40) : p.38665-74.
16) Botchkarev, V. A. and J. Kishimoto, *Molecular control of epithelial-mesenchymal interactions during hair follicle cycling.* J Investig Dermatol Symp Proc, 2003. 8 (1) : p.46-55.
17) Werner, S., et al., *The function of KGF in morphogenesis of epithelium and reepithelialization of wounds.* Science, 1994. 266 (5186) : p.819-22.
18) Iino, M., et al., *Adenosine stimulates fibroblast growth factor-7 gene expression via adenosine A2b receptor signaling in dermal papilla cells.* J Invest Dermatol, 2007. 127 (6) : p.1318-25.
19) Sundberg, J. P., et al., *Angora mouse mutation : altered hair cycle, follicular dystrophy, phenotypic maintenance of skin grafts, and changes in keratin expression.* Vet Pathol, 1997. 34 (3) : p.171-9.
20) Hebert, J. M., et al., *FGF5 as a regulator of the hair growth cycle : evidence from targeted and spontaneous mutations.* Cell, 1994. 78 (6) : p.1017-25.

21） Maeda T, Y. T., Ishikawa Y, Ito N, Arase S., *Sanguisorba officinalis root extract has FGF-5 inhibitory activity and reduces hair loss by causing prolongation of the anagen period..* The Nishinihon journal of dermatology., 2007. 69 (1)：p.81-86.

22） Kawano, M., et al., *Comprehensive analysis of FGF and FGFR expression in skin：FGF18 is highly expressed in hair follicles and capable of inducing anagen from telogen stage hair follicles.* J Invest Dermatol, 2005. 124 (5)：p.877-85.

23） Ito, C., et al., *Decapeptide with fibroblast growth factor（FGF）-5 partial sequence inhibits hair growth suppressing activity of FGF-5.* J Cell Physiol, 2003. 197 (2)：p.272-83.

24） Jindo, T., et al., *Hepatocyte growth factor/scatter factor stimulates hair growth of mouse vibrissae in organ culture.* J Invest Dermatol, 1994. 103 (3)：p.306-9.

25） Weger, N. and T. Schlake, *Igf-I signalling controls the hair growth cycle and the differentiation of hair shafts.* J Invest Dermatol, 2005. 125 (5)：p.873-82.

26） Itami, S. and S. Inui, *Role of androgen in mesenchymal epithelial interactions in human hair follicle.* J Investig Dermatol Symp Proc, 2005. 10 (3)：p.209-11.

27） Dong, L., et al., *Wnt1a maintains characteristics of dermal papilla cells that induce mouse hair regeneration in a 3 D preculture system.* J Tissue Eng Regen Med, 2017. 11 (5)：p.1479-89.

28） Sato, N., P. L. Leopold, and R. G. Crystal, *Induction of the hair growth phase in postnatal mice by localized transient expression of Sonic hedgehog.* J Clin Invest, 1999. 104 (7)：p.855-64.

29） Oro, A. E. and K. Higgins, *Hair cycle regulation of Hedgehog signal reception.* Dev Biol, 2003. 255 (2)：p.238-48.

30） Botchkarev, V. A. and A. A. Sharov, *BMP signaling in the control of skin development and hair follicle growth.* Differentiation, 2004. 72 (9-10)：p.512-26.

31) Midorikawa, T., et al., *Different gene expression profile observed in dermal papilla cells related to androgenic alopecia by DNA macroarray analysis.* J Dermatol Sci, 2004. 36 (1) : p.25-32.

32) Fessing, M. Y., et al., *Involvement of the Edar signaling in the control of hair follicle involution (catagen).* Am J Pathol, 2006. 169 (6) : p.2075-84.

33) Laurikkala, J., et al., *Regulation of hair follicle development by the TNF signal ectodysplasin and its receptor Edar.* Development, 2002. 129 (10) : p.2541-53.

34) Ishino, A., et al., *Contribution of hair density and hair diameter to the appearance and progression of androgenetic alopecia in Japanese men.* Br J Dermatol. 2014. 171 (5) : p.1052-9.

35) Blumeyer, A., et al., *Evidence-based (S3) guideline for the treatment of androgenetic alopecia in women and in men.* J Dtsch Dermatol Ges. 2011. 9 Suppl 6 : p. S1-57.

36) Ludwig, E., *Classification of the types of androgenetic alopecia (common baldness) occurring in the female sex.* Br J Dermatol, 1977. 97 (3) : p.247-54.

37) Tajima, M., et al., *Characteristic features of Japanese women's hair with aging and with progressing hair loss.* J Dermatol Sci, 2007. 45 (2) : p.93-103.

38) Yip, L., N. Rufaut, and R. Sinclair, *Role of genetics and sex steroid hormones in male androgenetic alopecia and female pattern hair loss : an update of what we now know.* Australas J Dermatol. 2011. 52 (2) : p.81-8.

39) Tsuboi, R., et al., *Guidelines for the management of androgenetic alopecia 2010.* J Dermatol. 39(2) : p.113-20.

40) Li, M., et al., *Minoxidil-induced hair growth is mediated by adenosine in cultured dermal papilla cells : possible involvement of sulfonylurea receptor 2B as a target of minoxidil.* J Invest Dermatol, 2001. 117 (6) : p.1594-600.

41）Katz, H. I., et al., *Long-term efficacy of topical minoxidil in male pattern baldness.* J Am Acad Dermatol, 1987. 16（3 Pt 2）：p.711-8.

42）Itami, S., et al., *Characterization of 5 alpha-reductase in cultured human dermal papilla cells from beard and occipital scalp hair.* J Invest Dermatol, 1991. 96（1）：p.57-60.

43）Kaufman, K. D., et al., *Finasteride in the treatment of men with androgenetic alopecia. Finasteride Male Pattern Hair Loss Study Group.* J Am Acad Dermatol, 1998. 39（4 Pt 1）：p.578-89.

44）Gubelin Harcha, W., et al., *A randomized, active- and placebo-controlled study of the efficacy and safety of different doses of dutasteride versus placebo and finasteride in the treatment of male subjects with androgenetic alopecia.* J Am Acad Dermatol. 2014. 70（3）：p.489-98. e3.

45）原田昭太郎，中山樹一郎，and 戸田浄，*壮年性脱毛症を中心とする各種脱毛症に対するDH-3923の臨床評価―多施設共同オープン試験―*．臨床医薬，2004．20（3）：p.351-76.

46）Watanabe, Y., et al., *Topical adenosine increases thick hair ratio in Japanese men with androgenetic alopecia.* Int J Cosmet Sci. 2015. 37（6）：p.579-87.

47）Oura, H., et al., *Adenosine increases anagen hair growth and thick hairs in Japanese women with female pattern hair loss：a pilot, double-blind, randomized, placebo-controlled trial.* J Dermatol, 2008. 35（12）：p.763-7.

48）Iwabuchi, T., et al., *Topical adenosine increases the proportion of thick hair in Caucasian men with androgenetic alopecia.* J Dermatol. 2016. 43（5）：p.567-70.

49）Hotta M, I. G., *Effect of t-flavanone on hair growth..* Fragrance J., 2013. 31（2）：p.33-40.

50）Mishima Y, T. S., Nakayama H, Ishii A, Kawano H, Ohkubo A, Hatae S., *Effect of 6-benzylaminopurine（CTP）on the Growth of Human Scalp Hairs.* Skin Res., 1998. 40：p.407-14.

51）Takeda K, A. S., Watanabe S, Nagashima K, Watanabe Y, Sakuma A., *Clinical evaluation test for male pattern alopecia of LHOP pharmaceuticals.* Nishinihon J Dermatol., 1993. 55 （(4)）: p.727–34.

52）Hugo Perez, B. S., *Ketocazole as an adjunct to finasteride in the treatment of androgenetic alopecia in men.* Med Hypotheses, 2004. 62 （1）: p.112–5.

53）Pierard–Franchimont, C., et al., *Ketoconazole shampoo : effect of long–term use in androgenic alopecia.* Dermatology, 1998. 196 （4）: p.474–7.

54）木曽昭典，*β-グリチルレチン酸の育毛・脱毛予防に関する作用*，in *毛髪再生の最前線*，前田憲寿，Editor. 2013，シーエムシー出版：東京．p.213–17.

55）Iwabuchi, T., *Recent trend and issue in the research for hair growth accelerators..* Fragrance J., 2009. 37 （(10)）: p.21–26.

56）Hirai, Y., et al., *Epimorphin : a mesenchymal protein essential for epithelial morphogenesis.* Cell, 1992. 69 （3）: p.471–81.

57）Takahashi, T., et al., *Improvement of androgenetic alopecia with topical Sophora flavescens Aiton extract, and identification of the two active compounds in the extract that stimulate proliferation of human hair keratinocytes.* Clin Exp Dermatol, 2016. 5 （3）: p.302–07.

58）Takeoka E, N. Y., Suzuki J, Hamada C, Iwabuchi T, Arai T, Tajima M, Nohara T., *Hair follicle epithelial cell proliferation accelerating effect of coriander..* 118th Annual meeting of pharmaceutical society of Japan., 1998. 2 : p.136.

59）Kuwana R, M. M., Date A, Sawamura Y, Aki O, Arase S., *The Effect of Souhakuhi–Extract on the Hair Cycle of New Zealand White Rabbits and its Topical Therapy in Male Pattern Baldness..* Nishinihon J Dermatol., 1996. 58 （(4)）: p.619–24.

60）Nakazawa Y, M. T., Arai T, Ota M, Tajima M, Mogi T, Makino M, Fujimoto Y, Ithinohe Y., *Inhibitory effects of the triterpene derived from Mexican plant Juliania adstringens on the steroid 5 alpha-reductase activity*. 118th Annual meeting of pharmaceutical society of Japan., 1998. 2：p.155.

61）Soma, T., Y. Tsuji, and T. Hibino, *Involvement of transforming growth factor-beta2 in catagen induction during the human hair cycle*. J Invest Dermatol, 2002. 118（6）：p.993-7.

62）Mifude, C. and K. Kaseda, *PDGF-AA-induced filamentous mitochondria benefit dermal papilla cells in cellular migration*. Int J Cosmet Sci, 2015. 37（3）：p.266-71.

63）Ogasawara, M., *可視光領域の狭帯域光照射の発毛効果についての検討*. Aesthetic Dermatology, 2007. 17：p.216.

64）Zimber, M. P., et al., *Hair regrowth following a Wnt- and follistatin containing treatment：safety and efficacy in a first-in-man phase 1 clinical trial*. J. Drugs Dermatol, 2011. 10（11）：p.1308-12.

65）McElwee, K. J., et al., *Cultured peribulbar dermal sheath cells can induce hair follicle development and contribute to the dermal sheath and dermal papilla*. J Invest Dermatol, 2003. 121（6）：p.1267-75.

66）McElwee, K., et al., *Toward a cell-based treatment for androgenetic alopecia in men and women：12-month interim safety results of a phase 1/2a clinical trial using autologous dermal sheath cup cell injections*. J Invest Dermatol., 2013. 133（5）：p.1410.

67）眞鍋ら, *男性型および女性型脱毛症診療ガイドライン 2017 年版*. 2017. 127（13）：p. 2763-77.

第７章

化粧品の安全性評価 —動物実験代替法の利用

小島肇夫

要旨

化粧品においては、2013年3月11日から欧州化粧品第7次規制により、動物を用いない動物実験代替法（以下、非動物試験と記す）の開発状況にかかわらず、動物実験の禁止が発効された。すなわち、欧州では、化粧品の最終製品や化粧品成分に関する動物を用いた試験法の禁止（試験法の禁止）およびそれらの販売の禁止（販売禁止）がなされたことになる。これにより、局所毒性や遺伝毒性を除き、行政的に受け入れ可能な非動物試験が十分に開発されていないにもかかわらず、政治的な判断により化粧品規制が実施されたことになる。欧州の化粧品規制は世界的にも波及しており、化粧品の安全性評価に関して再検討が望まれている。

〈キーワード　化粧品、動物実験代替法、非動物試験〉

１　序論

欧州では、１９９０年代から化粧品の最終製品や化粧品成分に関する動物を用いた試験法の禁止（試験法の禁止）およびそれら最終製品や成分の販売の禁止（販売禁止）が模索され、２００４年９月11日より、最終製品の動物実験の禁止が発効された。２００９年３月11日からは、化粧品成分やその混合物の試験法の禁止が発効され、反復投与毒性、生殖発生毒性、トキシコキネティックスを除く試験法が禁止され、販売禁止も発効された。さらに、２０１３年３月11日からは、欧州化粧品第７次規制により、すべての動物を用いない動物実験代替法（以下、非動物試験と記す）の開発状況にかかわらず、動物実験の禁止が発効された。

なお、動物実験代替法（以下、代替法と記す）とは、３Ｒ原則を実現する試験法を指す。３Ｒ原則とは、使用動物数を削減すること（reduction）、実験動物の苦痛軽減と動物福祉を進めること（refinement）、および動物を用いる試験を、動物を用いない、あるいは汎用されている実験動物より系統発生学的に下位にあたる動物を用いる試験法に置換すること（replacement）、の三つを指し、代替法と非動物試験とは異なる。

化粧品の安全性評価は、ネガティブおよびポジティブリストによる一部成分の行政的な管理を除き、全成分表示による各社の自主基準でなされている。表7-1に示すように、日米欧の化粧品工業会は、ヒトの安全性を確保するために化粧品成分の安全性を評価する多くの非臨床試験法をガイドライン又はガイダンスの中に示している。主に動物実験を用いたこれらの試験法で化粧品成分の安全性が担保されてきた。しかし、現時点で、これらの試験法のうち、遺伝毒性や局所毒性試験以外の非動物試験が開発されていない。ちなみに、非動物試験としては、in chemico 試験、in vitro 試験、細胞や組織培養モデル、類推手法（リードアクロスアプローチ）、構造活性相関および in silico 計算機的モデルが挙げられる。

例えば、2010年の時点で、皮膚感作性では少なくとも7~9年、トキシコキネティックスでは肺吸収と腎臓や胆汁排出のモデル開発に5~7年、加えて完全なモデルによる置き換えのためにはより長い時間が必要であり、反復投与毒性、発がん性、生殖発生毒性のような系統的な毒性指標の評価モデルの置き換えに至っては、目途も立っていないと各分野の専門家は述べている。それにもかかわらず、政治的な判断により規制が実施されたことになる。2017年現在、感作性試験の代替法が公定化された以外、他の試験法の進展は十分ではない。

化粧品における最終製品の安全性評価は、個々の成分と最終処方の動物実験によって伝統

表 7-1　日米欧の化粧品工業会における安全性評価試験ガイドライン

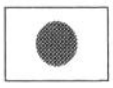		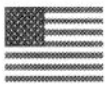	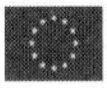	
【新医薬部外品】、【PL】 薬審１第24号 医薬審発第325号	【化粧品】 JCIA 安全性評価指針 (2008 改訂)	【化粧品】 CTFA 安全性評価 ガイドライン (2007)	【化粧品】 COLIPA ドシエ作成 ガイドライン (2008)	【化粧品】 SCCP 安全性評価 ガイダンス (2006)
単回投与毒性	単回投与毒性	単回投与毒性	単回投与毒性	単回投与毒性
反復投与毒性	—	反復投与毒性	反復投与毒性	反復投与毒性
生殖発生毒性	—	生殖発生毒性	生殖発生毒性	生殖発生毒性
皮膚一次刺激性	皮膚一次刺激性	皮膚一次刺激性	皮膚一次刺激性	皮膚一次刺激性
連続皮膚刺激性	連続皮膚刺激性	—	—	—
皮膚感作性	皮膚感作性	皮膚感作性	皮膚感作性	皮膚感作性
光毒性	光毒性	光刺激性	光刺激性	光刺激性
光感作性	光感作性	光アレルギー	光感作性	光感作性
眼刺激性	眼刺激性	眼刺激性	眼刺激性	眼刺激性
遺伝毒性	遺伝毒性	遺伝毒性	遺伝毒性	遺伝毒性
ヒトパッチテスト（PT）	ヒトパッチテスト	ヒトパッチテスト	ヒトパッチテスト	（ヒトのデータ）
吸収・分布・代謝・排泄	—	—	トキシコキネティクス	トキシコキネティクス
—	—	粘膜刺激性	—	—
—	—	管理下ヒト適用試験	—	—
—	—	経皮吸収	経皮吸収	経皮吸収
—	—	皮膚腐食性	皮膚腐食性	皮膚腐食性
—	—		発がん性	発がん性
—	—		光遺伝毒性	光遺伝毒性

的に得られてきた。ヒトによる試験はあくまでも確認試験に過ぎない。化粧品企業は過去25年以上、非動物試験の開発に取り組み、できる限り動物実験を減らすような研究を続けてきたが、その実現はほんの一部である。欧州の化粧品規制の発効は、世界的な化粧品成分や製品における動物実験の禁止に波及しており、化粧品の安全性評価の再検討を促すことになった。日本や中国、韓国の定める薬用化粧品（いわゆる、医薬部外品、特殊化粧品、機能性化粧品）は許認可の対象であり、安全性試験に動物実験が必要とされるが、それらについても非動物試験の利用が検討されている。

2　代替法に関する試験法の国際標準化

化学物質の安全性評価法として経済協力開発機構（ＯＥＣＤ）の試験法ガイドラインの中で、ヒト健康に関わる有益な in chemico または in vitro 試験法として、表7-2に示すように、２０１７年10月現在、23のＴＧ、28試験法が採択されている。これらの in vitro 試験法は化学物質の有害性同定には有用であるが、化学物質のリスク評価や毒性の強度評価には対応できない。その多くは、欧州では化学物質のリスク表示識別等に利用され、特に昨今では国連化学品の分類および表示に関する世界調和システム（UN GHS : United Nations Glob-

表 7-2　非動物実験が関与した OECD の TG（2017）

分類	試験法
皮膚腐食性試験	*In vitro* 皮膚腐食性：経皮電気抵抗試験（TER,TG430）
	In vitro 皮膚腐食性：ヒト皮膚モデル試験（TG431）
	皮膚腐食性評価のための *in vitro* 膜バリア試験法（TG435）
皮膚刺激性試験	*In vitro* 皮膚刺激性：再構築ヒト表皮試験法（TG439）
光毒性試験	*In vitro*3T3 NRU 光毒性試験（TG432）
眼刺激性試験	i）眼に対する重篤な損傷性を引き起こす化学品、および ii）眼刺激性または眼に対する重篤な損傷性に分類する必要のない化学品を同定するための、ウシ角膜を用いる混濁度および透過性試験法（TG437）
	i）眼に対する重篤な損傷性を引き起こす化学品、および ii）眼刺激性または眼に対する重篤な損傷性に分類する必要のない化学品を同定するための、ニワトリ摘出眼球を用いる試験法（TG438）
	眼腐食性物質および眼に対する重篤な刺激性物質を同定するためのフルオレセイン漏出試験法（TG460）
	i）眼に対する重篤な損傷性を引き起こす化学品、および ii）眼刺激性または眼に対する重篤な損傷性に分類する必要のない化学品を同定するための、*In vitro* 短時間曝露法（TG491）
	眼刺激性または眼に対する重篤な損傷性に分類する必要のない化学品を同定するための、再構築ヒト角膜試験法（TG492）
皮膚感作性試験	*In chemico* 皮膚感作性：ペプチド結合性試験（DPRA, TG442C）
	In vitro 皮膚感作性：角化細胞株レポーターアッセイ（ARE-Nrf2 Luciferase Test Method, TG442D）
	In vitro 皮膚感作性：樹状細胞の活性を主要因子とする試験法（h-CLAT, U-SENS, IL-8 Luc assayTG442E）
内分泌スクリーニング	性能基準 TG　化学物質のエストロゲンアゴニスト活性の検出を目的とした、安定に形質移入されたヒトエストロゲン受容体-α の転写活性化（STTA）試験（TG455）
	H295R 細胞ステロイド生合成アッセイ法（TG456）
	アンドロゲン受容体（AR）作動・拮抗剤検出安定トランスフェクトトランス活性化（STTA）試験（TG458）
	性能基準 TG 化学物質のヒト組み換えエストロゲンレセプター（hrER）*in vitro* 法 ER 結合アフニティ（TG493）
遺伝毒性試験	細菌復帰突然変異試験（TG471）
	哺乳類の *in vitro* 染色体異常試験（TG473）
	Hprt 遺伝子と xprt 遺伝子を用いる哺乳類細胞の *in vitro* 遺伝子突然変異試験（TG476）
	哺乳類細胞を用いた *in vitro* 小核試験（TG487）
	チミジンキナーゼ遺伝子を用いた哺乳類細胞の *in vitro* 遺伝子突然変異試験（TG490）
経皮吸収試験	*In vitro* 皮膚吸収試験法（TG428）

ally Harmonized System of Classification and Labelling of Chemicals）分類に寄与している。

3　国際動向（化粧品規制協力国際会議）

化粧品規制協力国際会議（ＩＣＣＲ）はカナダ、欧州、日本および米国の行政機関が行政的な提携を促進し、消費者保護を最大にし、化粧品の貿易摩擦を最小限にするための組織である。代替法の利用を促すこともその役割の一つである。本件に関わる国際的なコンセンサスを得るために、毎年、国際的な動物実験代替法開発の取組みである代替試験法協力国際会議（ＩＣＡＴＭ）はＩＣＣＲのために代替法開発の進捗を報告書としてまとめている。この他に、２０１４年にはIn Silico Approaches for Safety Assessment of Cosmetic Ingredientsの報告書が作成されている。さらに、昨年からIntegrated Strategies for Safety Assessments of Cosmetic Ingredients の報告書の作成を進めている。

なお、ＩＣＡＴＭとは、限られた人的・物量的な資源の中、それぞれのバリデーションセンターが重複した検討を避け、代替法研究を加速する目的で、２００９年3月にＩＣＣＲにより設立された国際組織である。

４　医薬部外品（薬用化粧品）および化粧品の安全性のための代替法

日本特有の制度である医薬部外品においては、代替法の採用に関し、厚生労働省からの事務連絡「医薬部外品の製造販売承認申請および化粧品基準改正要請に添付する資料に関する質疑応答集（Ｑ＆Ａ）について（平成18年7月19日付　医薬食品局審査管理課事務連絡）」において、ＯＥＣＤ等により採用された代替試験法あるいは適切なバリデーションでそれらと同等と評価された方法に従った試験成績であれば差し支えない、とされている。

さらに、厚生労働省の「医薬部外品の承認申請資料作成等における動物実験代替法の利用とＪａＣＶＡＭの活用促進について（平成23年2月4日付　医薬食品局審査管理課事務連絡）」によれば、国内では日本動物実験代替法評価センター（ＪａＣＶＡＭ）が、ＩＣＡＴＭと連携し、動物実験代替法に関する情報を取りまとめ、また、新規開発および改定された動物実験代替試験法の妥当性評価を行ない、その評価結果等を公表している。同事務連絡では、医薬部外品の承認申請資料の作成においては、ＪａＣＶＡＭのホームページに掲載されている情報も参考の上、適切な資料を作成し、また化粧品のポジティブリスト改正要望等においても活用が図られるよう、各都道府県に対して関係業者への周知をお願いしている。

表 7-3　医薬部外品のための代替法の活用に関するガイダンス

No.	試験法
1	皮膚感作性試験代替法としての LLNA を化粧品・医薬部外品の安全性評価に活用するためのガイダンス
2	光毒性試験代替法としての *in vitro*3T3 NRU 光毒性試験を化粧品・医薬部外品の安全性評価に活用するためのガイダンス
3	皮膚感作性試験代替法としての LLNA：DA を化粧品・医薬部外品の安全性評価に活用するためのガイダンス
4	皮膚感作性試験代替法としての LLNA：BrdU-ELISA を化粧品・医薬部外品の安全性評価に活用するためのガイダンス
5	眼刺激性試験代替法としての牛摘出角膜の混濁および透過性試験法（BCOP）を化粧品・医薬部外品の安全性評価に資するためのガイダンス
6	眼刺激性試験を化粧品・医薬部外品の安全性評価に活用するためのガイダンス
7	眼刺激性試験代替法としての鶏摘出眼球試験（ICE）を化粧品・医薬部外品の安全性評価に資するためのガイダンス
8	*In vitro* 皮膚透過試験（*In vitro* 経皮吸収試験）を化粧品・医薬部外品の安全性評価に資するためのガイダンス
9	医薬部外品・化粧品の安全性評価のための複数の皮膚感作性試験代替法を組合せた評価体系に関するガイダンス

もう一段の政策として、代替法の普及率を上げるために、厚生労働省主導で代替法の活用に関するガイダンスを作成している。これまでに、表7-3に示すようなガイダンスが公表されている。

5　最後に

欧州において化粧品成分は、化学物質の登録、評価、認可および制限に関する規則（REACH法）の管轄下にある。大量生産される化粧品成分は、化学物質として動物実験を用いた安全性評価が求められる。化粧品の試験法・販売禁止により、動物実験が禁止されている対象成分は、化粧品のみ使用され、かつ少量しか生産されない化学物質に限定されるのである。日本の多くの化粧品企業が動物実験の中止を公表しているが、薬機法において、ポジティブリスト対象成分や医薬部外品に配合される新規成分の安全性評価に用いることができる非臨床試験法は、動物実験が中心であり、非動物試験を用いた安全性評価は極めて限定的である現状に変更はない。欧州の規制や事情が日本と異なることをよく認識すべきである。ただし、欧州の規制は世界的にも影響力が強いため、動物実験に頼らない化粧品の安全性評価を再検討すべき状況にあることに間違いはない。

参考文献

Adler, S., et. al., Alternative (non-animal) methods for cosmetics testing : current status and future prospects-2010. Arch Toxicol. ; 85 (5) : 367-485 (2011)

Commission Staff Working Documents ; Time Tables for the phasing-out of animal testing in the framework of the 7th Amendment to the Cosmetics Directive (Council Directive 76/768/EEC) ; EN, SEC82004) 1210 (2004)

ICCR (2017) Available at : http://www.fda.gov/Cosmetics/InternationalActivities/ICCR/default.htm

JaCVAM (2017). Japanese Center for the Validation of Alternative Methods. Available at : http://www.jacvam.jp/en/

ICCR (2017)

OECD Test Guideline (2017) Available at : http://www.oecd.org/document/40/0,3746,en_2649_34377_37051368_1_1_1_1,00.html

Russell, W. M. S. and Burch, R. L., Available at : http://altweb.jhsph.edu/pubs/books/humane_exp/het-toc (1959)

医薬品医療機器総合機構，動物実験代替法 (2017) Available at : https://www.pmda.go.jp/review-services/drug-reviews/about-reviews/q-drugs/0002.html

第3巻のあとがき

内田良一

第7章に書かれているように、動物実験の代替法が完全に確立されていないにもかかわらず、欧州では、一部の世論を背景に安全性試験を含め、化粧品分野の研究全般で実験動物の使用が禁止された。行政的な禁止に至らないまでも、その動きは日本を含め全世界に及んでいる。一概に化粧品研究における実験動物の使用禁止と同等には扱えないが、自動車産業では、工業技術が確立する前に排気ガスや燃費の規制の施行年度が決定されてきた。また、一部の国では、電気自動車への移行の目標年度も設定されている。しかし、このような強制的な要求が、不可能を可能にするとも言える。皮膚の免疫と神経生理機能を含めて、皮膚科学の知見が急激に蓄積されている。また、得られた知見をもとに皮膚の機能調節機構の数理的なシミュレーションもなされてきている。人工知能を用い、ますます皮膚の生理的・病理的な現象のシミュレーションも進むと考えられる。さらに、三次元プリンターを用いた培養皮膚モデルの作成研究も始まっている。筆者は、一朝一夕で代替法が確立するとは言い難いが、実験動物の使用禁止で化粧品分野の皮膚科学研究の進展がとどまることはないと確信している。

欧米企業の研究活動では、度々変わる経営方針と景気の影響を受けて、衰退の時期があるのに対して、日本の香粧品会社は、継続して、製剤と皮膚科学研究の両面から化粧品科学を発展させてきた。昨今は、欧米の化粧品会社も、再び研究の勢いを増している。また、韓国の企業も研究に力を注ぎ始めている。ますます、新しい化粧品が開発され続けることだろう。

しかし、研究開発の興隆で画期的な化粧品・革命的な化粧品は生まれるのか？ 換言すれば、化粧品のパラダイムシフト*は起きるのか？ スキンケアのパラダイムシフトは、カルフォルニア大学サンフランシスコ校医学部皮膚科のピーター・エライアス先生一派による角層機能の解明で起きたと考えられる。かつて、角層はバスケット（笊）状の死んでいる組織で、その生体における役割について注視されていなかった。しかし、エライアス先生は、角層が生体を守り、角層以下の組織の機能を正常に保つ上で大切であることを解き明かした。その結果、角層機能を健やかに保つことが、皮膚の滑らかさや肉眼的な美観に寄与するだけでなく、皮膚と全身の機能を健やかに保つことを明らかにした。この発見がもととなり、角層機能を正常に維持することの重要性が認識され、様々なスキンケア製剤が開発されてきた。

筆者は、カネボウの化粧品研究所から、ポスドクとして派遣してもらい、彼の研究室で研究を行なった（1992-1994、1996-1998）。カネボウを退職し、再度渡米し、自分のラボを持った後も同じカルフォルニア大学サンフランシスコ校皮膚科に在籍していたため、共同研究者として、週に2-3回はエライアス先生とディスカッションをする機会を持つことができた（1999-2017）。エライアス先生から、method-driven（方法主導）でなく、hypothesis-driven（仮説主導）の研究戦略をとることの大切さを習ってきた。今までの知見から仮説を立て、その仮説で現象を解き明かすには、様々な方法（分析法）・取り組み方（アプローチ）が可能である。仮説が実証されない場合、別の仮説を立て、再度挑戦することも容易となる。また、研究自体が各人で固有である。結果を多様に解釈でき、新たな見方も可能となり、独創的な研究を築くことも可能となる。形態学者のエライアス先生は、角層に関する今までの知見と電子顕微鏡観察をもとに、最適な皮膚生理学、生化学実験を組み合わせ、角層の機能を解き明かしてきた。このような仮説主導の取り組みが、化粧品のパラダイムシフトを起こすかもしれない。

*米国の科学哲学者、トーマス・クーンの著作で使われた「パラダイムシフト」という言葉が拡大解釈されている（固定観念を捨てる、斬新な考えなど）が、ここでは、トーマス・クーンが意図した、従来の事実（知見）に基づいて規範が変わることを意味する。

〈編者、著者紹介〉

坂本一民（さかもと　かずたみ）　１９４６年生まれ。東北大学大学院工学研究修了。味の素株式会社、株式会社資生堂、株式会社成和化成、千葉科学大学薬学部教授を経て、現在東京理科大学客員教授。理学博士、日本化学会フェロー。

山下裕司（やました　ゆうじ）　１９７７年生まれ。横浜国立大学工学研究科を修了後、バイロイト大学（ドイツ）で理学博士の学位を取得。チッソ石油化学株式会社に4年間勤務後、聖マリアンナ医科大学ポストドクターを経て、現在千葉科学大学薬学部講師。

平尾哲二（ひらお　てつじ）　１９５６年、静岡県生まれ。東京大学薬学部卒。株式会社資生堂を経て、現在千葉科学大学薬学部教授。薬学博士。

八田一郎（はった　いちろう）　１９３９年生まれ。東京工業大学大学院理工学研究科修了。理学博士。東京工業大学、名古屋大学、高輝度光科学研究センターを経て、現在名古屋産業科学研究所上席研究員。

内田良一（うちだ　よしかず）　１９５９年、神奈川県生まれ。東京薬科大学薬学部卒、同大学大学院博士課程前期（修士）課程修了。鐘紡株式会社を経て、１９９９年より、カリフォルニア大学サンフランシスコ校医学部皮膚科、同大学研究教授。薬学博士。現在、株式会社ファーマフーズ勤務（開発部部長）。

井上紳太郎（いのうえ しんたろう） １９５２年、兵庫県生まれ。大阪大学大学院前期課程修了。株式会社カネボウ化粧品を経て、現在岐阜薬科大学 香粧品健康学講座 特任教授。博士（薬学）、技術士（生物工学）。

安藤秀哉（あんどう ひでや） １９６０年、愛知県生まれ。名古屋大学農学部卒。博士（医学）。化粧品会社研究員、米国国立衛生研究所（ＮＩＨ）リサーチフェロー、同志社大学准教授等を経て、現在岡山理科大学教授。

岸本治郎（きしもと じろう） １９６１年、兵庫県生まれ。京都大学農学部農芸化学科卒。農学博士。現在、資生堂グローバルイノベーションセンター 再生医療開発室長。

中沢陽介（なかざわ ようすけ） １９６６年、神奈川県生まれ。東京水産大学（現東京海洋大学）修了。医学博士。現在、資生堂グローバルイノベーションセンター 再生医療開発室勤務。

小島肇夫（こじま はじめ） １９６０年生まれ。岐阜大学農学部卒。日本メナード化粧品株式会社を経て、現在国立医薬品食品衛生研究所室長。薬学博士。

『化粧品科学へのいざない』シリーズ第３巻

肌《はだ》／皮《ひ》膚《ふ》、毛髪《もうはつ》と化粧品《けしょうひん》科《か》学《がく》

2018年４月24日　第１刷発行

編　者　坂本一民、山下裕司
著　者　平尾哲二、八田一郎、内田良一、井上紳太郎、
安藤秀哉、岸本治郎、中沢陽介、小島肇夫
発行者　小山紀夫
発　行　株式会社薬事日報社　https://www.yakuji.co.jp/
東京都千代田区神田和泉町１番地　電話 03-3862-2141
印　刷　三報社印刷株式会社
カバー　ファントムグラフィックス株式会社

 ISBN978-4-8408-1427-0